U0389135

全国科学技术名词审定委员会

公　布

睡眠医学名词

CHINESE TERMS IN SLEEP MEDICINE

2022

医学名词审定委员会

睡眠医学名词审定分委员会

国家自然科学基金资助项目

科学出版社

北　京

内 容 简 介

本书是全国科学技术名词审定委员会审定公布的睡眠医学基本名词，内容包括总论、睡眠生理与心理基础、睡眠疾病分类、睡眠疾病诊断学、睡眠疾病治疗学5部分，共1063条。书末附有英汉、汉英两种索引，以便读者检索。本书公布的名词是科研、教学、生产、经营及新闻出版等部门应遵照使用的睡眠医学规范名词。

图书在版编目（CIP）数据

睡眠医学名词 / 医学名词审定委员会，睡眠医学名词审定分委员会审定.
—北京：科学出版社，2022.6
（全国科学技术名词审定委员会公布）
ISBN 978-7-03-072394-9

Ⅰ．①睡⋯　Ⅱ．①医⋯　②睡⋯　Ⅲ．①睡眠-名词术语　Ⅳ．①R338.63-61

中国版本图书馆 CIP 数据核字（2022）第 090062 号

责任编辑：商　涛　沈红芬　许红霞　杨　威 / 责任校对：张小霞
责任印制：赵　博 / 封面设计：吴霞暖

科 学 出 版 社 出版
北京东黄城根北街 16 号
邮政编码：100717
http://www.sciencep.com
北京建宏印刷有限公司印刷
科学出版社发行　各地新华书店经销
*
2022 年 6 月第　一　版　开本：787×1092　1/16
2024 年 9 月第二次印刷　印张：9 1/4
字数：210 000
定价：98.00 元
（如有印装质量问题，我社负责调换）

全国科学技术名词审定委员会
第七届委员会委员名单

特邀顾问：路甬祥　许嘉璐　韩启德

主　　任：白春礼

副 主 任：梁言顺　黄　卫　田学军　蔡　昉　邓秀新　何　雷　何鸣鸿
　　　　　裴亚军

常　　委（以姓名笔画为序）：

田立新　曲爱国　刘会洲　孙苏川　沈家煊　宋　军　张　军
张伯礼　林　鹏　周文能　饶克勤　袁亚湘　高　松　康　乐
韩　毅　雷筱云

委　　员（以姓名笔画为序）：

卜宪群　王　军　王子豪　王同军　王建军　王建朗　王家臣
王清印　王德华　尹虎彬　邓初夏　石　楠　叶玉如　田　森
田胜立　白殿一　包为民　冯大斌　冯惠玲　毕健康　朱　星
朱士恩　朱立新　朱建平　任　海　任南琪　刘　青　刘正江
刘连安　刘国权　刘晓明　许毅达　那伊力江·吐尔干　孙宝国
孙瑞哲　李一军　李小娟　李志江　李伯良　李学军　李承森
李晓东　杨　鲁　杨　群　杨汉春　杨安钢　杨焕明　汪正平
汪雄海　宋　彤　宋晓霞　张人禾　张玉森　张守攻　张社卿
张建新　张绍祥　张洪华　张继贤　陆雅海　陈　杰　陈光金
陈众议　陈言放　陈映秋　陈星灿　陈超志　陈新滋　尚智丛
易　静　罗　玲　周　畅　周少来　周洪波　郑宝森　郑筱筠
封志明　赵永恒　胡秀莲　胡家勇　南志标　柳卫平　闻映红
姜志宏　洪定一　莫纪宏　贾承造　原遵东　徐立之　高　怀
高　福　高培勇　唐志敏　唐绪军　益西桑布　黄清华　黄璐琦
萨楚日勒图　龚旗煌　阎志坚　梁曦东　董　鸣　蒋　颖
韩振海　程晓陶　程恩富　傅伯杰　曾明荣　谢地坤　赫荣乔
蔡　怡　谭华荣

第四届医学名词审定委员会委员名单

主　任：陈　竺

副主任：饶克勤　刘德培　贺福初　郑树森　王　宇　罗　玲

委　员（以姓名笔画为序）：

于　欣　王　辰　王永明　王汝宽　李兆申　杨伟炎

沈　悌　张玉森　陈　杰　屈婉莹　胡仪吉　徐建国

曾正陪　照日格图　魏丽惠

秘书长：张玉森（兼）

睡眠医学名词审定分委员会委员名单

顾　问：韩德民　王　辰　陆　林

主　任：韩　芳

副主任：高雪梅　黄志力　赵忠新　李庆云　张　斌

委　员（以姓名笔画为序）：

丁　岩　于　欢　弓　煦　王　彦　王　涛　王小轶

王玉平　王莞尔　王菡侨　左和鸣　叶京英　曲卫敏

吕云辉　刘亚平　刘建红　许力月　孙书臣　孙洪强

李　阳　李廷利　李延忠　李彦如　李雁鹏　时　杰

汪卫东　宋国营　张　熙　张卫华　张永鹤　张希龙

张珞颖　张继辉　陈云飞　陈贵海　罗远明　周俊英

赵　华　胡　克　胡志安　贾福军　徐　建　徐　璎

殷善开　高　和　郭金虎　郭静静　唐吉友　唐向东

宿长军　詹淑琴　潘集阳

白春礼序

科技名词伴随科技发展而生，是概念的名称，承载着知识和信息。如果说语言是记录文明的符号，那么科技名词就是记录科技概念的符号，是科技知识得以传承的载体。我国古代科技成果的传承，即得益于此。《山海经》记录了山、川、陵、台及几十种矿物名；《尔雅》19篇中，有16篇解释名物词，可谓是我国最早的术语词典；《梦溪笔谈》第一次给"石油"命名并一直沿用至今；《农政全书》创造了大量农业、土壤及水利工程名词；《本草纲目》使用了数百种植物和矿物岩石名称。延传至今的古代科技术语，体现着圣哲们对科技概念定名的深入思考，在文化传承、科技交流的历史长河中做出了不可磨灭的贡献。

科技名词规范工作是一项基础性工作。我们知道，一个学科的概念体系是由若干个科技名词搭建起来的，所有学科概念体系整合起来，就构成了人类完整的科学知识架构。如果说概念体系构成了一个学科的"大厦"，那么科技名词就是其中的"砖瓦"。科技名词审定和公布，就是为了生产出标准、优质的"砖瓦"。

科技名词规范工作是一项需要重视的基础性工作。科技名词的审定就是依照一定的程序、原则、方法对科技名词进行规范化、标准化，在厘清概念的基础上恰当定名。其中，对概念的把握和厘清至关重要，因为如果概念不清晰、名称不规范，势必会影响科学研究工作的顺利开展，甚至会影响对事物的认知和决策。举个例子，我们在讨论科技成果转化问题时，经常会有"科技与经济'两张皮'""科技对经济发展贡献太少"等说法，尽管在通常的语境中，把科学和技术连在一起表述，但严格说起来，会导致在认知上没有厘清科学与技术之间的差异，而简单把技术研发和生产实际之间脱节的问题理解为科学研究与生产实际之间的脱节。一般认为，科学主要揭示自然的本质和内在规律，回答"是什么"和"为什么"的问题，技术以改造自然为目的，回答"做什么"和"怎么做"的问题。科学主要表现为知识形态，是创造知识的研究，技术则具有物化形态，是综合利用知识于需求的研究。科学、技术是不同类型的创新活动，有着不同的发展规律，体现不同的价值，需要形成对不同性质的研发活动进行分类支持、分类评价的科学管理体系。从这个角度来看，科技名词规范工作是一项必不可少的基础性工作。我非常同意老一辈专家叶笃正的观点，他认为："科技名词规范化工作的作用比我们想象的还要大，是一项事关我国科技事业发展的基础设施建设工作！"

科技名词规范工作是一项需要长期坚持的基础性工作。我国科技名词规范工作已经有110年的历史。1909年清政府成立科学名词编订馆，1932年南京国民政府成立国立编译馆，是为了学习、引进、吸收西方科学技术，对译名和学术名词进行规范统一。中华人民共和国成立后，随即成立了"学术名词统一工作委员会"。1985年，为了更好地促进我国科学技术的发展，推动我国从科技弱国向科技大国迈进，国家成立了"全国自然科学名词审定委员会"，主要对自然科学领域的名词进行规范统一。1996年，国家批准将"全国自然科学名词审定委员会"改为"全国科学技术名词审定委员会"，是为了响应科教兴国战略，促进我国由科技大国向科技强国迈进，而将工作范围由自然科学技术领域扩展到工程技术、人文社会科学等领域。科学技术发展到今天，信息技术和互联网技术在不断突进，前沿科技在不断取得突破，新的科学领域在不断产生，新概念、新名词在不断涌现，科技名词规范工作仍然任重道远。

110年的科技名词规范工作，在推动我国科技发展的同时，也在促进我国科学文化的传承。科技名词承载着科学和文化，一个学科的名词，能够勾勒出学科的面貌、历史、现状和发展趋势。我们不断地对学科名词进行审定、公布、入库，形成规模并提供使用，从这个角度来看，这项工作又有几分盛世修典的意味，可谓"功在当代，利在千秋"。

在党和国家重视下，我们依靠数千位专家学者，已经审定公布了65个学科领域的近50万条科技名词，基本建成了科技名词体系，推动了科技名词规范化事业协调可持续发展。同时，在全国科学技术名词审定委员会的组织和推动下，海峡两岸科技名词的交流对照统一工作也取得了显著成果。两岸专家已在30多个学科领域开展了名词交流对照活动，出版了20多种两岸科学名词对照本和多部工具书，为两岸和平发展做出了贡献。

作为全国科学技术名词审定委员会现任主任委员，我要感谢历届委员会所付出的努力。同时，我也深感责任重大。

十九大的胜利召开具有划时代意义，标志着我们进入了新时代。新时代，创新成为引领发展的第一动力。习近平总书记在十九大报告中，从战略高度强调了创新，指出创新是建设现代化经济体系的战略支撑，创新处于国家发展全局的核心位置。在深入实施创新驱动发展战略中，科技名词规范工作是其基本组成部分，因为科技的交流与传播、知识的协同与管理、信息的传输与共享，都需要一个基于科学的、规范统一的科技名词体系和科技名词服务平台作为支撑。

我们要把握好新时代的战略定位，适应新时代新形势的要求，加强与科技的协同发展。一方面，要继续发扬科学民主、严谨求实的精神，保证审定公布成果的权威性和规范性。科技名词审定是一项既具规范性又有研究性，既具协调性又有长期性的综合性工作。在长期的科技名词审定工作实践中，全国科学技术名词审定委员会积累了丰富的经验，形成了一套完整的组织和审定流程。这一流程，有利于确立公布名词的权威性，有利于保证公布名词的规范性。但是，我们仍然要创新审定机制，高质高效地完成科技名词审定公布任务。另一方面，在做好科技名词审定公布工作的同时，我们要瞄准世界科技前沿，服务于前瞻性基础研究。习总书记在报告中特别提到"中国天眼"、"悟空号"暗物质粒子探测卫星、"墨子号"量子科学实验卫星、天宫二号和"蛟龙号"载人潜水器等重大科技成果，这些都是随着我国科技发展诞生的新概念、新名词，是科技名词规范工作需要关注的热点。围绕新时代中国特色社会主义发展的重大课题，服务于前瞻性基础研究、新的科学领域、新的科学理论体系，应该是新时代科技名词规范工作所关注的重点。

未来，我们要大力提升服务能力，为科技创新提供坚强有力的基础保障。全国科学技术名词审定委员会第七届委员会成立以来，在创新科学传播模式、推动成果转化应用等方面作了很多努力。例如，及时为 113 号、115 号、117 号、118 号元素确定中文名称，联合中国科学院、国家语言文字工作委员会召开四个新元素中文名称发布会，与媒体合作开展推广普及，引起社会关注。利用大数据统计、机器学习、自然语言处理等技术，开发面向全球华语圈的术语知识服务平台和基于用户实际需求的应用软件，受到使用者的好评。今后，全国科学技术名词审定委员会还要进一步加强战略前瞻，积极应对信息技术与经济社会交汇融合的趋势，探索知识服务、成果转化的新模式、新手段，从支撑创新发展战略的高度，提升服务能力，切实发挥科技名词规范工作的价值和作用。

使命呼唤担当，使命引领未来，新时代赋予我们新使命。全国科学技术名词审定委员会只有准确把握科技名词规范工作的战略定位，创新思路，扎实推进，才能在新时代有所作为。

是为序。

白春礼

2018 年春

路甬祥序

我国是一个人口众多、历史悠久的文明古国,自古以来就十分重视语言文字的统一,主张"书同文、车同轨",把语言文字的统一作为民族团结、国家统一和强盛的重要基础和象征。我国古代科学技术十分发达,以四大发明为代表的古代文明,曾使我国居于世界之巅,成为世界科技发展史上的光辉篇章。而伴随科学技术产生、传播的科技名词,从古代起就已成为中华文化的重要组成部分,在促进国家科技进步、社会发展和维护国家统一方面发挥着重要作用。

我国的科技名词规范统一活动有着十分悠久的历史。古代科学著作记载的大量科技名词术语,标志着我国古代科技之发达及科技名词之活跃与丰富。然而,建立正式的名词审定组织机构则是在清朝末年。1909 年,我国成立了科学名词编订馆,专门从事科学名词的审定、规范工作。到了新中国成立之后,由于国家的高度重视,这项工作得以更加系统地、大规模地开展。1950 年政务院设立的学术名词统一工作委员会,以及 1985 年国务院批准成立的全国自然科学名词审定委员会(现更名为全国科学技术名词审定委员会,简称全国科技名词委),都是政府授权代表国家审定和公布规范科技名词的权威性机构和专业队伍。他们肩负着国家和民族赋予的光荣使命,秉承着振兴中华的神圣职责,为科技名词规范统一事业默默耕耘,为我国科学技术的发展做出了基础性的贡献。

规范和统一科技名词,不仅在消除社会上的名词混乱现象,保障民族语言的纯洁与健康发展等方面极为重要,而且在保障和促进科技进步,支撑学科发展方面也具有重要意义。一个学科的名词术语的准确定名及推广,对这个学科的建立与发展极为重要。任何一门科学(或学科),都必须有自己的一套系统完善的名词来支撑,否则这门学科就立不起来,就不能成为独立的学科。郭沫若先生曾将科技名词的规范与统一称为"乃是一个独立自主国家在学术工作上所必须具备的条件,也是实现学术中国化的最起码的条件",精辟地指出了这项基础性、支撑性工作的本质。

在长期的社会实践中,人们认识到科技名词的规范和统一工作对于一个国家的科技发展和文化传承非常重要,是实现科技现代化的一项支撑性的系统工程。没有这样一个系统的规范化的支撑条件，不仅现代科技的协调发展将遇到极大困难，而且在科技日益渗透人们生活各方面、各环节的今天，还将给教育、传播、交流、经贸等多方面带来困难和损害。

全国科技名词委自成立以来，已走过近20年的历程，前两任主任钱三强院士和卢嘉锡院士为我国的科技名词统一事业倾注了大量的心血和精力，在他们的正确领导和广大专家的共同努力下，取得了卓著的成就。2002年，我接任此工作，时逢国家科技、经济飞速发展之际，因而倍感责任的重大；及至今日，全国科技名词委已组建了60个学科名词审定分委员会，公布了50多个学科的63种科技名词，在自然科学、工程技术与社会科学方面均取得了协调发展，科技名词蔚成体系。而且，海峡两岸科技名词对照统一工作也取得了可喜的成绩。对此，我实感欣慰。这些成就无不凝聚着专家学者们的心血与汗水，无不闪烁着专家学者们的集体智慧。历史将会永远铭刻着广大专家学者孜孜以求、精益求精的艰辛劳作和为祖国科技发展做出的奠基性贡献。宋健院士曾在1990年全国科技名词委的大会上说过："历史将表明，这个委员会的工作将对中华民族的进步起到奠基性的推动作用。"这个预见性的评价是毫不为过的。

科技名词的规范和统一工作不仅仅是科技发展的基础，也是现代社会信息交流、教育和科学普及的基础，因此，它是一项具有广泛社会意义的建设工作。当今，我国的科学技术已取得突飞猛进的发展，许多学科领域已接近或达到国际前沿水平。与此同时，自然科学、工程技术与社会科学之间交叉融合的趋势越来越显著，科学技术迅速普及到了社会各个层面，科学技术同社会进步、经济发展已紧密地融为一体，并带动着各项事业的发展。所以，不仅科学技术发展本身产生的许多新概念、新名词需要规范和统一，而且由于科学技术的社会化，社会各领域也需要科技名词有一个更好的规范。另外，随着香港、澳门的回归，海峡两岸科技、文化、经贸交流不断扩大，祖国实现完全统一更加迫近，两岸科技名词对照统一任务也十分迫切。因而，我们的名词工作不仅对科技发展具有重要的价值和意义，而且在经济发展、社会进步、政治稳定、民族团结、国家统一和繁荣等方面都具有不可替代的特殊价值和意义。

最近，中央提出树立和落实科学发展观，这对科技名词工作提出了更高的要求。我们要按照科学发展观的要求，求真务实，开拓创新。科学发展观的本质与核心是以人为本，我们要建设一支优秀的名词工作队伍，既要保持和发扬老一辈科技名词工作者的优良传统，坚持真理、实事求是、甘于寂寞、淡泊名利，又要根据新形势的要求，面向未来、协调发展、与时俱进、锐意创新。此外，我们要充分利用网络等现代科技手段，使规范科技名词得到更好的传播和应用，为迅速提高全民文化素质做出更大贡献。科学发展观的基本要求是坚持以人为本，全面、协调、可持续发展，因此，科技名词工作既要紧密围绕当前国民经济建设形势，着重开展好科技领域的学科名词审定工作，同时又要在强调经济社会以及人与自然协调发展的思想指导下，开展好社会科学、文化教育和资源、生态、环境领域的科学名词审定工作，促进各个学科领域的相互融合和共同繁荣。科学发展观非常注重可持续发展的理念，因此，我们在不断丰富和发展已建立的科技名词体系的同时，还要进一步研究具有中国特色的术语学理论，以创建中国的术语学派。研究和建立中国特色的术语学理论，也是一种知识创新，是实现科技名词工作可持续发展的必由之路，我们应当为此付出更大的努力。

当前国际社会已处于以知识经济为走向的全球经济时代，科学技术发展的步伐将会越来越快。我国已加入世贸组织，我国的经济也正在迅速融入世界经济主流，因而国内外科技、文化、经贸的交流将越来越广泛和深入。可以预言，21 世纪中国的经济和中国的语言文字都将对国际社会产生空前的影响。因此，在今后 10 到 20 年之间，科技名词工作就变得更具现实意义，也更加迫切。"路漫漫其修远兮，吾将上下而求索"，我们应当在今后的工作中，进一步解放思想，务实创新、不断前进。不仅要及时地总结这些年来取得的工作经验，更要从本质上认识这项工作的内在规律，不断地开创科技名词统一工作新局面，做出我们这代人应当做出的历史性贡献。

2004 年深秋

卢 嘉 锡 序

科技名词伴随科学技术而生,犹如人之诞生其名也随之产生一样。科技名词反映着科学研究的成果,带有时代的信息,铭刻着文化观念,是人类科学知识在语言中的结晶。作为科技交流和知识传播的载体,科技名词在科技发展和社会进步中起着重要作用。

在长期的社会实践中,人们认识到科技名词的统一和规范化是一个国家和民族发展科学技术的重要的基础性工作,是实现科技现代化的一项支撑性的系统工程。没有这样一个系统的规范化的支撑条件,科学技术的协调发展将遇到极大的困难。试想,假如在天文学领域没有关于各类天体的统一命名,那么,人们在浩瀚的宇宙当中,看到的只能是无序的混乱,很难找到科学的规律。如是,天文学就很难发展。其他学科也是这样。

古往今来,名词工作一直受到人们的重视。严济慈先生60多年前说过,"凡百工作,首重定名;每举其名,即知其事"。这句话反映了我国学术界长期以来对名词统一工作的认识和做法。古代的孔子曾说"名不正则言不顺",指出了名实相副的必要性。荀子也曾说"名有固善,径易而不拂,谓之善名",意为名有完善之名,平易好懂而不被人误解之名,可以说是好名。他的"正名篇"即是专门论述名词术语命名问题的。近代的严复则有"一名之立,旬月踟蹰"之说。可见在这些有学问的人眼里,"定名"不是一件随便的事情。任何一门科学都包含很多事实、思想和专业名词,科学思想是由科学事实和专业名词构成的。如果表达科学思想的专业名词不正确,那么科学事实也就难以令人相信了。

科技名词的统一和规范化标志着一个国家科技发展的水平。我国历来重视名词的统一与规范工作。从清朝末年的科学名词编订馆,到1932年成立的国立编译馆,以及新中国成立之初的学术名词统一工作委员会,直至1985年成立的全国自然科学名词审定委员会(现已改名为全国科学技术名词审定委员会,简称全国名词委),其使命和职责都是相同的,都是审定和公布规范名词的权威性机构。现在,参与全国名词委领导工作的单位有中国科学院、科学技术部、教育部、中国科学技术协会、国家自然科学基金委员会、新闻出版署、国家质量技术监督局、国家广播电影电视总局、国家知识产权局和国家语言文字工作委员会，这些部委各自选派了有关领导干部担任全国名词委的领导，有力地推动科技名词的统一和推广应用工作。

全国名词委成立以后，我国的科技名词统一工作进入了一个新的阶段。在第一任主任委员钱三强同志的组织带领下，经过广大专家的艰苦努力，名词规范和统一工作取得了显著的成绩。1992 年三强同志不幸谢世。我接任后，继续推动和开展这项工作。在国家和有关部门的支持及广大专家学者的努力下，全国名词委 15 年来按学科共组建了 50 多个学科的名词审定分委员会，有 1800 多位专家、学者参加名词审定工作，还有更多的专家、学者参加书面审查和座谈讨论等，形成的科技名词工作队伍规模之大、水平层次之高前所未有。15 年间共审定公布了包括理、工、农、医及交叉学科等各学科领域的名词共计 50 多种。而且，对名词加注定义的工作经试点后业已逐渐展开。另外，遵照术语学理论，根据汉语汉字特点，结合科技名词审定工作实践，全国名词委制定并逐步完善了一套名词审定工作的原则与方法。可以说，在 20 世纪的最后 15 年中，我国基本上建立起了比较完整的科技名词体系，为我国科技名词的规范和统一奠定了良好的基础，对我国科研、教学和学术交流起到了很好的作用。

在科技名词审定工作中，全国名词委密切结合科技发展和国民经济建设的需要，及时调整工作方针和任务，拓展新的学科领域开展名词审定工作，以更好地为社会服务、为国民经济建设服务。近些年来，又对科技新词的定名和海峡两岸科技名词对照统一工作给予了特别的重视。科技新词的审定和发布试用工作已取得了初步成效，显示了名词统一工作的活力，跟上了科技发展的步伐，起到了引导社会的作用。两岸科技名词对照统一工作是一项有利于祖国统一大业的基础性工作。全国名词委作为我国专门从事科技名词统一的机构，始终把此项工作视为自己责无旁贷的历史性任务。通过这些年的积极努力，我们已经取得了可喜的成绩。做好这项工作，必将对弘扬民族文化，促进两岸科教、文化、经贸的交流与发展做出历史性的贡献。

科技名词浩如烟海，门类繁多，规范和统一科技名词是一项相当繁重而复杂的长期工作。在科技名词审定工作中既要注意同国际上的名词命名原则与方法相衔接，又要依据和发挥博大精深的汉语文化，按照科技的概念和内涵，创造和规范出符合科技规律和汉语文字结构特点的科技名词。因而，这又是一项艰苦细致的工作。广大专家学者字斟句酌，精益求精，以高度的社会责任感和敬业精神投身于这项事业。可以说，全国名词委公布的名词是广大专家学者心血的结晶。这里，我代表全国名词委，向所有参与这项工作的专家学者们致以崇高的敬意和衷心的感谢！

审定和统一科技名词是为了推广应用。要使全国名词委众多专家多年的劳动成果——规范名词，成为社会各界及每位公民自觉遵守的规范，需要全社会的理解和支持。国务院和 4 个有关部委［国家科委(今科学技术部)、中国科学院、国家教委(今教育部)和新闻出版署］已分别于 1987 年和 1990 年行文全国，要求全国各科研、教学、生产、经营以及新闻出版等单位遵照使用全国名词委审定公布的名词。希望社会各界自觉认真地执行，共同做好这项对于科技发展、社会进步和国家统一极为重要的基础工作，为振兴中华而努力。

值此全国名词委成立 15 周年、科技名词书改装之际，写了以上这些话。是为序。

卢嘉锡

2000 年夏

钱 三 强 序

科技名词术语是科学概念的语言符号。人类在推动科学技术向前发展的历史长河中,同时产生和发展了各种科技名词术语,作为思想和认识交流的工具,进而推动科学技术的发展。

我国是一个历史悠久的文明古国,在科技史上谱写过光辉篇章。中国科技名词术语,以汉语为主导,经过了几千年的演化和发展,在语言形式和结构上体现了我国语言文字的特点和规律,简明扼要,蓄意深切。我国古代的科学著作,如已被译为英、德、法、俄、日等文字的《本草纲目》《天工开物》等,包含大量科技名词术语。从元、明以后,开始翻译西方科技著作,创译了大批科技名词术语,为传播科学知识,发展我国的科学技术起到了积极作用。

统一科技名词术语是一个国家发展科学技术所必须具备的基础条件之一。世界经济发达国家都十分关心和重视科技名词术语的统一。我国早在 1909 年就成立了科学名词编订馆,后又于 1919 年中国科学社成立了科学名词审定委员会,1928 年大学院成立了译名统一委员会。1932 年成立了国立编译馆,在当时教育部主持下先后拟订和审查了各学科的名词草案。

新中国成立后,国家决定在政务院文化教育委员会下,设立学术名词统一工作委员会,郭沫若任主任委员。委员会分设自然科学、社会科学、医药卫生、艺术科学和时事名词五大组,聘任了各专业著名科学家、专家,审定和出版了一批科学名词,为新中国成立后的科学技术的交流和发展起到了重要作用。后来,由于历史的原因,这一重要工作陷于停顿。

当今,世界科学技术迅速发展,新学科、新概念、新理论、新方法不断涌现,相应地出现了大批新的科技名词术语。统一科技名词术语,对科学知识的传播,新学科的开拓,新理论的建立,国内外科技交流,学科和行业之间的沟通,科技成果的推广、应用和生产技术的发展,科技图书文献的编纂、出版和检索,科技情报的传递等方面,都是不可缺少的。特别是计算机技术的推广使用,对统一科技名词术语提出了更紧迫的要求。

为适应这种新形势的需要,经国务院批准,1985 年 4 月正式成立了全国自然科学名词审定委员会。委员会的任务是确定工作方针,拟定科技名词术语审定工作计划、实施方案和步骤，组织审定自然科学各学科名词术语，并予以公布。根据国务院授权，委员会审定公布的名词术语，科研、教学、生产、经营以及新闻出版等各部门，均应遵照使用。

全国自然科学名词审定委员会由中国科学院、国家科学技术委员会、国家教育委员会、中国科学技术协会、国家技术监督局、国家新闻出版署、国家自然科学基金委员会分别委派了正、副主任担任领导工作。在中国科协各专业学会密切配合下，逐步建立各专业审定分委员会，并已建立起一支由各学科著名专家、学者组成的近千人的审定队伍，负责审定本学科的名词术语。我国的名词审定工作进入了一个新的阶段。

这次名词术语审定工作是对科学概念进行汉语订名，同时附以相应的英文名称，既有我国语言特色，又方便国内外科技交流。通过实践，初步摸索了具有我国特色的科技名词术语审定的原则与方法，以及名词术语的学科分类、相关概念等问题，并开始探讨当代术语学的理论和方法，以期逐步建立起符合我国语言规律的自然科学名词术语体系。

统一我国的科技名词术语，是一项繁重的任务，它既是一项专业性很强的学术性工作，又涉及亿万人使用习惯的问题。审定工作中我们要认真处理好科学性、系统性和通俗性之间的关系；主科与副科间的关系；学科间交叉名词术语的协调一致；专家集中审定与广泛听取意见等问题。

汉语是世界五分之一人口使用的语言，也是联合国的工作语言之一。除我国外，世界上还有一些国家和地区使用汉语，或使用与汉语关系密切的语言。做好我国的科技名词术语统一工作，为今后对外科技交流创造了更好的条件，使我炎黄子孙，在世界科技进步中发挥更大的作用，做出重要的贡献。

统一我国科技名词术语需要较长的时间和过程，随着科学技术的不断发展，科技名词术语的审定工作，需要不断地发展、补充和完善。我们将本着实事求是的原则，严谨的科学态度做好审定工作，成熟一批公布一批，提供各界使用。我们特别希望得到科技界、教育界、经济界、文化界、新闻出版界等各方面同志的关心、支持和帮助，共同为早日实现我国科技名词术语的统一和规范化而努力。

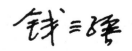

1992 年 2 月

前　言

受全国科学技术名词审定委员会（以下简称全国科技名词委）的委托，时任中国睡眠研究会理事长、北京大学人民医院的韩芳教授组织国内50余位从事睡眠医学临床及基础研究工作的专家学者，自2016年12月在北京召开启动会议始，历时4年余完成了《睡眠医学名词》的编撰、审定工作，经全国科技名词委委托李舜伟、陈宝元两位资深教授复审后进一步修改完善而成文。

睡眠医学在国际上已经成为一门独立的新兴交叉学科，在国内也呈蓬勃发展之势。据统计，目前我国已有近3000家医疗机构提供睡眠医学服务，每年有大量的中英文睡眠研究论文发表，睡眠医学已被纳入我国专科医师认证培训体系。准确、规范地使用睡眠医学名词进行交流不仅对临床、科研和医学教育工作至关重要，也是丰富我国医学科技名词的重要举措。由于相关内容涉及多个学科，词汇存在多学科交叉与重叠，睡眠医学名词审定具有特殊性。在名词遴选过程中，严格执行全国科技名词委的标准，遵循保留睡眠医学框架完整性、突出睡眠医学独特内容的原则。不刻意回避和其他学科的重复，不刻意追求各部分在体量上的均衡。一些表述相同但在睡眠医学有特定语义的名词，一些历史称谓已约定俗成的词汇，不刻意更改和修正。睡眠医学作为一门新兴的学科，发展潜力巨大，个别名词的定名存在争议，有待日后补充完善。

《睡眠医学名词》共分5部分，包括总论、睡眠生理与心理基础、睡眠疾病分类、睡眠疾病诊断学及睡眠疾病治疗学，共收录名词1063条，每条名词均有中英文名称及释义。在4年多的编审工作中，除睡眠医学专家的努力外，还得到全国科技名词委的指导和支持，全国科技名词委对《睡眠医学名词》的审定进行了全程跟踪指导。在国家尚未将睡眠医学列入独立学科之时，根据国内需求及国际发展状况，全国科技名词委批准了选题；在审定过程中，各位专家反复多次深入参与讨论，给出具体建议，依照程序对《睡眠医学名词》进行了仔细查重，对释义进行了严格把关。

《睡眠医学名词》的编审工作具有一定的开创性，作为一门并非基于器官及系统的新兴交叉学科，架构变化大、未知领域多，加之受睡眠医学名词审定分委员会专家水平所限，书中难免存在不周与疏漏，殷切希望各界同仁在使用本书时多提宝贵意见，以便再版时进一步修订和完善。

睡眠医学名词审定分委员会

2021年12月

编 排 说 明

一、本书公布的是睡眠医学基本名词，共 1063 条，每条名词均给出了定义或注释。

二、全书分 5 部分：总论、睡眠生理与心理基础、睡眠疾病分类、睡眠疾病诊断学、睡眠疾病治疗学。

三、正文按汉文名所属学科的相关概念体系排列。汉文名后给出了与该词概念相对应的英文名。

四、每个汉文名都附有相应的定义或注释。定义一般只给出其基本内涵，注释则扼要说明其特点。当一个汉文名有不同的概念时，则用（1）（2）等表示。

五、一个汉文名对应几个英文同义词时，英文词之间用"，"分开。

六、凡英文词的首字母大、小写均可时，一律小写；英文除必须用复数者，一般用单数形式。

七、"〔 〕"中的字为可省略的部分。

八、主要异名和释文中的条目用楷体表示。"全称""简称"是与正名等效使用的名词；"又称"为非推荐名，只在一定范围内使用；"俗称"为非学术用语；"曾称"为被淘汰的旧名。

九、正文后所附的英汉索引按英文字母顺序排列；汉英索引按汉语拼音顺序排列。所示号码为该词在正文中的序码。索引中带"*"者为规范名的异名或在释文中出现的条目。

目　　录

01. 总　　论

01.001　睡眠医学　sleep medicine
以各种睡眠疾病的诊断和治疗为主，涵盖睡眠-觉醒及相关疾病研究的一门新兴交叉学科。21世纪初成为独立医学专科。

01.002　睡眠　sleep
一种自然的反复出现的生理状态。每日一定时间内各种有意识的主动行为消失，对外界环境刺激的反应减弱。

01.003　清醒　wakefulness
一种对环境和事件能够充分感知、思考和反应的神志状态。

01.004　觉醒　arousal
一种区别于睡眠的生理状态。恢复对外界的反应和主动意识活动。

01.005　唤醒　awaking
发生在睡眠中的醒来事件。

01.006　时间生物学　chronobiology
又称"生物钟学"。研究生物体内与时间有关的周期性现象，以及这些现象的时间机制的一门学科。研究范围包括生物体内生理和行为的时间机制。

01.007　昼夜节律　circadian rhythm，diurnal rhythm
在生物钟的调控下，人类的睡眠-觉醒及其他生理、心理、行为和生物化学变化多呈现出以24小时为周期的昼夜特征节律。

01.008　睡眠模式　sleep pattern
每24小时睡眠的模式。主要包括上床时间、入睡时间、清醒时间及起床时间。也包括24小时中片段化睡眠次数。

01.009　睡眠生理学　sleep physiology
一门研究睡眠-觉醒调控机制及睡眠功能的学科。

01.010　睡眠结构　sleep architecture，sleep structure
正常睡眠的基本分期结构。包括两种类型的睡眠，即非快速眼动（NREM）睡眠和快速眼动（REM）睡眠。非快速眼动睡眠分为阶段1、2和3。

01.011　睡眠效率　sleep efficiency
睡眠总时间（总睡眠时间）与卧床总时间的百分比。

01.012　睡眠疾病病因学　sleep etiology
导致各种睡眠疾病发生的原因和条件的学科。

01.013　睡眠疾病　sleep disorder
与睡眠相关的各种入睡困难、睡眠质量差、嗜睡和思睡的疾病总称。

01.014　失眠症　insomnia
尽管有充足的睡眠条件，但仍持续出现睡眠启动困难、睡眠维持困难、睡眠质量下降，并引发日间功能障碍的一类疾病。可分为急性和慢性。

01.015　睡眠呼吸障碍　sleep disordered breathing

睡眠期间上气道反复出现部分或完全阻塞，导致反复发生血氧饱和度下降和微觉醒的一类疾病。

01.016 中枢性嗜睡 central disorder of hypersomnolence

由中枢性病变或功能障碍引起的以白天嗜睡为主诉的一类疾病。

01.017 昼夜节律紊乱 circadian rhythm disturbance

由昼夜时间维持-诱导系统变化或内源性昼夜节律与外部环境间不同步所引起的各种睡眠-觉醒障碍。

01.018 异态睡眠 parasomnias

又称"睡眠异态"。入睡时、睡眠各期及转换时，或睡眠-觉醒发生的一组异常动作、行为、情绪或事件。有非快速眼动睡眠障碍和快速眼动睡眠障碍两种。

01.019 睡眠运动障碍 sleep movement disorder

包含多种干扰睡眠或入睡的，简单、刻板的肢体运动表现的疾病。诊断先决条件是存在夜间睡眠障碍，并且白天出现嗜睡或疲劳。典型疾病有不宁腿综合征、周期性肢体运动障碍、睡眠相关腿部肌肉痉挛等。

01.020 睡眠疾病诊断学 diagnostics for sleep disorder

运用医学理论、知识和技能对睡眠疾病进行诊断的一门学科。

01.021 多导睡眠监测 polysomnography, PSG

持续同步采集、记录、分析和解释睡眠期间多项生理参数（如脑电图、眼动电图、肌电图、心电图、呼吸气流、呼吸运动、体位、氧饱和度及视音频等）和病理事件，进行睡眠医学研究和睡眠疾病诊断的技术。

01.022 体动监测 actigraphy

对睡眠中肢体运动进行监测分析的技术。

01.023 时间生物学监测技术 chronobiologic monitoring technique

关于内源性睡眠-觉醒昼夜时相的一种检查诊断技术。例如，采用核心体温和褪黑素监测技术，对个体觉醒与睡眠的昼夜周期进行评估，并为后续开展光照治疗等提供客观量化评估指标。

01.024 嗜睡[客观]检测 hypersomnia detection

基于平均睡眠潜伏时间、出现睡眠起始快速眼动期的时间，判定嗜睡的实验室诊断技术。

01.025 睡眠量表 sleep related scale

基于几种不同常见场景出现睡眠倾向的自我评价，根据计分进行睡眠障碍判定的一种诊断技术。

01.026 睡眠疾病治疗学 therapeutics of sleep disorder

对失眠症、睡眠呼吸障碍、中枢性嗜睡疾病、睡眠节律紊乱、睡眠相关肢体运动等睡眠疾病开展治疗的医学学科。

01.027 认知行为疗法 cognitive behavioral therapy, CBT

基于认知理论，以矫正非理性信念、发展适应性思维、促进建设性行为为目标的一种心理治疗方法。主要技术有引出自动思维、检验自动思维、认知不适应的假定及检验不适应的假定。1976年由美国学者贝克（A. T. Beck）提出，更重视患者的认知方式改变和认知-情感-行为三者的和谐，包括合理情绪疗法、自我指导训练、应对技巧训练、隐匿示范及解决问题的技术等。

01.028 无创机械通气 non-invasive ventilation, NIV

不经气管插管及气管切开等人工气道进行的机械通气方式。包括无创正压通气和无创负压通气。

01.029　口腔矫治器治疗　oral appliance therapy，dental appliance therapy
一种非手术治疗阻塞性睡眠呼吸暂停低通气综合征或睡眠磨牙症等睡眠疾病的方法。通过佩戴口腔矫治器，扩大并稳定上气道，从而改善通气功能。

01.030　睡眠外科手术　sleep surgery
改善或治疗睡眠呼吸障碍的多种外科手术方式。

01.031　睡眠疾病药物治疗　sleep disorder pharmacological therapy
对睡眠疾病予以药物干预的疗法。如以具有兴奋或抑制作用的药物治疗嗜睡或失眠等睡眠疾病。

01.032　睡眠环境　sleep environment
可对睡眠形成影响的居室、床具、睡品等物化条件，以及温度、湿度、噪声、光线等环境条件的总和。

02. 睡眠生理与心理基础

02.01　睡眠生理基础

02.001　生物钟　circadian clock
又称"近日生物钟"。生物体保持生理、行为及形态结构等随时间呈现出周期变化的能力。是生物体内一种无形的"时钟"。人体的生物钟周期接近24小时。

02.002　中央生物钟　central circadian clock，master clock
主要由集中在中枢神经系统内的特定脑区——下丘脑前区的视交叉上核及其邻近结构控制的昼夜节律系统。

02.003　外周生物钟　peripheral circadian clock
调节昼夜节律的神经和体液系统。中央生物钟的昼夜节律信号从视交叉上核传到多个睡眠–觉醒脑区及各个器官和系统，进而调控整体的功能协调进行，这些调节昼夜节律的神经和体液起到外周生物钟作用。

02.004　生物昼夜节律　biological circadian rhythm
生物的生命活动存在的一种大致24小时的生物节律。不同个体的昼夜节律存在一定范围的时间偏差，分为夜晚型和清晨型两种表现。

02.005　昼夜[节律]模式　circadian pattern
在生物钟的调控下，人类的睡眠–觉醒及其他生理、心理、行为及生物化学变化多呈现出以24小时为周期的昼夜节律特征。

02.006　内在昼夜节律　inherent circadian rhythm
又称"固有昼夜节律"。人体存在的内源性昼夜节律调节系统——视交叉上核及其邻近结构使人体保持独立于外界环境周期的昼夜节律。通常略长于24小时。

02.007　光照昼夜节律　light circadian rhythm
同步于外界环境中日光的明暗变化而呈现24小时规律性变化的节律。

02.008 睡眠清醒节律 sleep-wake rhythm
机体在昼夜节律和睡眠稳态调节共同作用下形成的规律的睡眠-觉醒周期。

02.009 摄食节律 feeding rhythm
生物体在外周生物钟作用下表现出的规律性进食周期。

02.010 生物昼夜节律时间维持系统 circadian time-keeping system
中央生物钟的节律通过信号传递，共同维持节律时间稳态的系统。

02.011 生物昼夜节律引导机制 circadian entrainment mechanism
具有感光能力的视网膜神经节细胞接收环境光信号，通过视网膜-下丘脑束上传到视交叉上核，完成对机体昼夜节律导引的作用机制。

02.012 授时因子 zeitgeber，time-giver
又称"昼夜节律时间维持系统"。来自外界环境的时间信息，使生物钟的周期与外界环境的周期一致，从而达到同步。

02.013 明-暗周期 light-dark cycle，LD cycle
又称"昼夜节律引导机制"。环境交替出现光照刺激形成的周期。

02.014 光暴露 light exposure
机体处于光线照射下的现象。

02.015 时间型 chronotype
又称"生物钟型"。人类活动和睡眠的时段偏向性。根据早晚偏好型特征，表现为早睡早起的特征常被称为清晨型（morning type）或百灵鸟型（lark type）；表现为晚睡晚起的特征常被称为夜晚型（evening type）或夜猫子型（owl type）；处于两种类型之间的为中间型。

02.016 清晨型生物昼夜节律 morning chronotype
又称"早起型生物节律"。个体自身节律较通常中间型节律时间早的类型。

02.017 夜晚型生物昼夜节律 evening chronotype
又称"晚睡型生物节律"。个体自身节律较通常中间型节律时间晚的类型。

02.018 时相延迟 phase delay
又称"相位延迟"。生物钟较近日节律发生的相位延迟，个体生物钟较所在地的日照昼夜节律明显向后推移的现象。

02.019 时相提前 phase advance
又称"相位提前"。生物钟较近日节律发生的相位提前，个体生物钟较所在地的日照昼夜节律明显向前提的现象。

02.020 时相反应曲线 phase response curve
又称"相位反应曲线"。在一天中不同时间给予个体光暴露，并测量节律的相位改变而获得的生物钟相位反应曲线。

02.021 亚日节律 infradian rhythm
人体多数生理与病理现象呈现约24小时的近日节律，而节律周期显著长于24小时，一般长于28小时，可为数日、数月甚至更长的节律。例如季节性冬眠，有些睡眠疾病可存在周期性长时间昏睡。

02.022 超日节律 ultradian rhythm
周期明显短于24小时的节律。人体多数生理与病理现象呈现约24小时的近日节律。一天出现两次以上的整数次，如睡眠周期为90分钟。

02.023 皮质 cortex

大脑半球和小脑半球的表层灰质。为神经元胞体和树突集中的部位。

02.024　前额叶皮质　prefrontal cortex
额叶的前部，运动皮质和运动前区皮质的前方。与高级认知功能和情绪有关。

02.025　前扣带回皮质　anterior cingulate cortex，ACC
扣带回的前部。参与许多复杂的躯体和内脏运动功能及疼痛反应。

02.026　岛叶皮质　insular cortex
位于外侧裂内，向内凹陷呈三角形岛状的皮质区域。主要控制躯体和内脏的感觉。

02.027　内嗅皮质　entorhinal cortex，EC
梨形皮质最后面的部分。向嘴侧延伸至杏仁核的前界，向尾侧覆盖海马。与海马和新皮质存在许多相互联系，并在额颞叶皮质记忆网络中发挥重要作用。

02.028　下室旁带　subparaventricular zone，SPZ
位于下丘脑前部、室旁核腹侧的一群神经元。是视交叉上核神经核团信号传递到下丘脑的主要中继核。

02.029　皮质下结构　subcortical structure
大脑灰质以下脑结构的统称。包括皮质下神经核团、白质和侧脑室。

02.030　基底前脑　basal forebrain，BF
位于大脑半球前内侧面和下面、间脑的腹侧、前联合下方的若干核团。包括下丘脑视前区、内侧隔核、斜角带、迈纳特基底核、伏隔核、嗅结节等。通过胆碱能神经元调节睡眠-觉醒。

02.031　杏仁核　amygdala
位于前颞叶背内侧部，海马体和侧脑室下角顶端稍前处，与尾状核的末端相连的神经核团。是情绪学习和记忆的重要结构。

02.032　纹状体　striatum，corpus striatum
由尾状核和豆状核组成的结构。位于丘脑背外侧，延伸至侧脑室前角、中央部和下角。在调节躯体运动和睡眠-觉醒中起重要作用。

02.033　伏隔核　nucleus accumbens，NAc
位于基底核与边缘系统交接处、尾核头下方的神经核团。在人体不发达。与嗅结节组成腹侧纹状体。是大脑的愉悦中枢，参与奖赏、食物、运动等反应。

02.034　腹侧苍白球　ventral pallidum，VP
又称"苍白球腹侧核"。基底神经节的一部分。位于伏隔核腹侧和尾侧，背侧紧邻前联合，腹侧为无名质区域喙侧。人体不发达，睡眠动物实验多用，涉及动机、运动、学习记忆、药物成瘾和厌恶情绪等一系列行为的调控。

02.035　外侧隔核　lateral septal nucleus，LS
位于胼胝体下方、侧脑室之间，主要由γ-氨基丁酸（GABA）能神经元构成的神经核团。人体不发达，睡眠动物实验多用，其功能是参与焦虑和抑郁等情绪反应。

02.036　海马结构　hippocampal formation，hippocampus formation
主要包括海马和齿状回，位于侧脑室下角旁。其功能主要与情感、学习和记忆等高级神经活动有关。

02.037　丘脑　thalamus
又称"背侧丘脑（dorsal thalamus）"。位于第三脑室的两侧，是间脑的最大组成部分。呈前后径长的椭圆形，借丘脑间黏合相连，由多个核团组成，为全身感觉（除视觉、听觉外）信息向大脑皮质传递的集中中继站。

02.038　视前区　preoptic area，POA
位于下丘脑前部、视交叉前缘和前连合之间。与体温和睡眠-觉醒调控有关。

02.039　腹外侧视前区　ventrolateral preoptic area，VLPO
位于下丘脑前部、视交叉的正上方和侧面的大脑皮质区域。人体不发达，睡眠动物实验多用。是脑内重要的睡眠中枢。

02.040　视前正中核　median preoptic nucleus，MnPO
位于下丘脑视前区中缝上的核团。主要由γ-氨基丁酸能和谷氨酸能神经元组成。在睡眠时大部分细胞放电增加，可能通过抑制觉醒核团维持睡眠。

02.041　下丘脑外侧区　lateral hypothalamus area，LHA
下丘脑的外侧区域。含有食欲素神经元，对摄食、饮水、性行为和情绪调控有明显作用，也参与觉醒的维持。

02.042　下丘脑后部　posterior hypothalamus
下丘脑的后部区域。含有组胺能神经元结节乳头体核，具有调节体温、摄食、饮水、内分泌和觉醒等重要生理功能。

02.043　丘脑底核　subthalamic nucleus，STN
位于间脑和中脑过渡区内的双凸透镜形神经核团。与黑质、红核、苍白球有密切联系，属锥体外系重要结构。参与运动功能的调节。

02.044　视交叉上核　suprachiasmatic nucleus，SCN
位于下丘脑前侧、视交叉上方的核团。是哺乳类动物脑内的昼夜节律起搏器，是生理活动昼夜节律的神经基础。

02.045　下丘脑背内侧核　dorsomedial hypothalamic nucleus，DMH
位于下丘脑结节区内侧带的神经核团。参与摄食、饮水、体重调节及节律活动。

02.046　下丘脑腹内侧核　ventromedial hypothalamic nucleus，VMH
位于下丘脑内侧区靠腹侧面的神经核团。是饱食中枢，参与恐惧、体温和性行为的调节。

02.047　下丘脑室旁核　paraventricular hypothalamic nucleus，PVN
位于下丘脑内侧区、视上核上方的神经核团。是下丘脑的重要神经分泌核团。发出室旁垂体束到达神经垂体，释放催产素与抗利尿激素。

02.048　结节乳头体核　tuberomammillary nucleus，TMN
位于下丘脑后部的组胺能神经核团。参与睡眠-觉醒、学习、记忆及能量平衡的调节。

02.049　缰核　habenular nucleus，Hb
位于第三脑室顶后部缰三角内的神经核团。由内侧缰核和外侧缰核组成。参与昼夜节律及恐惧反应的调节。

02.050　脑干　brain stem
位于间脑和脊髓之间的神经结构。自上而下由中脑、脑桥和延髓三部分组成。脑干内有许多重要神经中枢，如心血管运动中枢、呼吸中枢、吞咽中枢，以及视、听和平衡等反射中枢。

02.051　腹侧被盖区　ventral tegmental area，VTA
位于中脑黑质与红核之间，富含多巴胺等多种递质的神经元。传出纤维投射广泛，参与学习、记忆、情绪、动机性行为和睡眠-觉醒的调节。

02.052　黑质致密部　substantia nigra pars

compacta，SNc

位于大脑脚底与中脑被盖之间的神经核团。是脑内合成多巴胺的主要核团。投射到纹状体，其与奖赏及睡眠–觉醒相关。

02.053 黑质网状部 substantia nigra pars reticulata，SNr

黑质腹侧部分。神经元分布较稀疏，主要由γ-氨基丁酸能神经元组成。调节眼球运动。

02.054 腹外侧中脑导水管周围灰质 ventrolateral periaqueductal gray matter，vlPAG

围绕在中脑导水管周围的灰质的腹外侧部。参与中枢镇痛、防御反应和睡眠–觉醒的调节。

02.055 背外侧被盖核 laterodorsal tegmental nucleus，LDT

位于脑桥被盖背外侧的神经核团。发出胆碱能纤维到多处皮质及皮质下结构。与注意力、警觉及快速眼动睡眠的产生有关。

02.056 脚桥被盖核 pedunculopontine tegmental nucleus，PPT

位于脑桥被盖背外侧、小脑上脚纤维束旁的神经核团。内含胆碱能、γ-氨基丁酸能和谷氨酸能三种神经元。参与运动、肌张力和快速眼动睡眠的调节。

02.057 背外侧被盖核下部 sublaterodorsal tegmental nucleus，SLD

脑桥被盖核背外侧下部。主要由谷氨酸能神经元组成，参与快速眼动睡眠的调节。

02.058 中缝核 raphe nucleus

位于脑干中缝附近狭窄区域内的数个神经核团。主要含5-羟色胺能神经元，参与情绪和睡眠–觉醒的调节。

02.059 臂旁核 parabrachial nucleus，PB

位于脑桥背外侧并包绕于小脑上脚内外侧的神经核团。包括内侧臂旁核和外侧臂旁核。主要与觉醒、血糖、体温等调节有关。

02.060 蓝斑核 locus coeruleus，LC

位于脑桥菱形窝界沟上端，靠近大脑导水管的深陷部的神经核团。主要由去甲肾上腺素能神经元构成。与呼吸和觉醒等有关。

02.061 面[神经]旁核 parafacial zone，PZ

位于延髓内面神经束外侧的一群神经元。其内主要含有γ-氨基丁酸能神经元，通过抑制臂旁核的谷氨酸能神经元促进慢波睡眠的发生。睡眠动物实验多用。

02.062 巨细胞网状核腹侧部 ventral gigantocellular reticular nucleus

延髓网状结构的一部分。位于巨细胞网状核尾端的腹侧。参与快速眼动睡眠期肌张力的调节。

02.063 神经元 neuron

神经系统的主要细胞成分，组成神经系统的基本结构和功能单位。由胞体、树突和轴突组成。在中枢神经系统，其胞体聚集形成灰质或皮质；轴突被髓鞘和神经膜包裹，称为神经纤维，神经纤维聚集称为白质。神经系统不同部位的神经元形态和功能有所不同。

02.064 黑色素聚集激素神经元 melanin-concentrating hormone neuron

产生黑色素聚集激素的神经元。主要位于外侧下丘脑和未定带区。

02.065 神经递质 neurotransmitter

由突触前神经元合成并在末梢处释放，经突触间隙扩散，特异性地作用于突触后神经元或效应器细胞上的受体，使信息从突触前传递到突触后的一些化学物质。

02.066 神经调节蛋白 neuregulin，NRG
表皮生长因子大家族中一类相关蛋白质的总称。至少包括12个成员，如神经分化因子、乙酰胆碱受体诱导活性因子、胶质细胞生长因子等。对神经系统的发育和维持有重要作用。

02.067 γ-氨基丁酸 gamma-aminobutyric acid，GABA
哺乳动物神经组织中一种重要的抑制性神经递质。对机体的多种功能具有调节作用。

02.068 多巴胺 dopamine，DA
一种重要的儿茶酚胺类神经递质。在中枢神经系统可调节躯体活动、精神活动、内分泌和觉醒。

02.069 5-羟色胺 5-hydroxytryptamin，5-HT
又称"血清素（serotonin）"。一种抑制性神经递质。在外周是强血管收缩剂和平滑肌收缩刺激剂。最早从血清中发现，广泛存在于哺乳动物组织中，在大脑皮质及神经突触内含量很高。在体内，5-羟色胺可以经单胺氧化酶催化生成5-羟色醛及5-羟吲哚乙酸，参与痛觉、睡眠-觉醒等生理功能的调节。

02.070 去甲肾上腺素 noradrenalin，norepinephrine，NA
一种儿茶酚胺类神经递质。中枢去甲肾上腺素能神经元位于蓝斑核，释放的去甲肾上腺素调节警醒、焦虑、抑郁等。

02.071 乙酰胆碱 acetylcholine，ACh
由胆碱和乙酰辅酶A在胆碱乙酰化酶的催化下合成的神经递质。主要功能是维持觉醒，与学习记忆密切相关。

02.072 组胺 histamine
一种具有广泛生理作用的活性物质。中枢神经系统中重要的神经递质，调节觉醒、饮水、摄食、体温、内分泌和学习记忆等功能。外周组织的肥大细胞和嗜碱性粒细胞中含量较高，在变态反应过程中释放，可引起血管舒张、毛细血管通透性增加和平滑肌收缩。

02.073 谷氨酸 glutamate
人体非必需氨基酸之一。构成蛋白质的常见20种氨基酸之一。是中枢神经系统中含量最高、分布最广、作用最强的兴奋性神经递质。

02.074 腺苷 adenosine
一种重要的神经调质。在中枢神经系统参与调节睡眠、觉醒、学习记忆、抑郁和焦虑等多种生理和病理过程。

02.075 腺苷脱氨酶 adenosine deaminase，ADA
一种嘌呤核苷代谢中重要的酶。催化水解腺苷生成肌苷和氨，是与机体细胞免疫活性有重要关系的核酸代谢酶。

02.076 前列腺素 D_2 prostaglandin D_2，PGD_2
哺乳动物脑内含量最丰富的一种前列腺素。是强效的内源性睡眠促进物质。外周组织的前列腺素D_2在生殖系统中发挥作用，也参与哮喘的炎症反应。

02.077 甘氨酸 glycine
人体非必需氨基酸之一。参与蛋白质合成，在中枢神经系统中为抑制性神经递质。

02.078 甘丙肽 galanin
一种含有30个氨基酸的生物活性肽。分布于中枢和外周神经系统，参与调节神经保护、渗透平衡、镇痛和促眠等多种生理活动。

02.079 脑源性神经营养因子 brain derived neurotrophic factor，BDNF
神经营养蛋白家族的一员。为一种小的碱性

蛋白质，主要存在于中枢神经系统。具有支持来自神经嵴的初级感觉神经元的生存功能，对神经元的存活、分化、生长发育起重要作用，也是内源性促眠物质。

02.080 白细胞介素-1β interleukin-1β，IL-1β
一种重要炎症细胞因子。在传递信息，激活与调节免疫细胞，介导T、B细胞活化、增殖、分化及炎症反应中起重要作用。增加睡眠量，有利于机体康复。

02.081 肿瘤坏死因子-α tumor necrosis factor-α，TNF-α
主要由活化的单核巨噬细胞产生，能杀伤和抑制肿瘤细胞，促进中性粒细胞吞噬，抗感染，引起发热，诱导肝细胞急性期蛋白合成，促进髓样白血病细胞向巨噬细胞分化，促进细胞增殖和分化，参与某些自身免疫病的病理损伤的重要炎症因子。是内源性促眠物质。

02.082 γ干扰素 interferon-γ，IFN-γ
由T细胞产生，具有高效抗病毒、抗肿瘤和免疫调节作用的细胞因子。是内源性促眠物质。

02.083 神经肽Y neuropeptide Y，NPY
一种广泛存在于中枢和外周并维持内环境稳态的激素。参与调节摄食、痛觉、睡眠、情绪、学习与记忆等生理功能。

02.084 神经肽S neuropeptide S，NPS
一种由20个氨基酸组成的神经肽。可通过神经肽S受体发挥作用。参与运动、学习记忆、摄食和情绪反应，在觉醒启动和维持中起重要作用。

02.085 P物质 substance P，SP
一种由11个氨基酸残基构成的多肽。脑内分布不均匀，黑质中含量最高，四叠体中次之，中脑等含量较少。是脑内作用很广泛的兴奋性神经递质。在中枢参与调节痛觉信息传递、觉醒行为。

02.086 小清蛋白 parvalbumin，PV
肌肉中的一类钙结合蛋白（约12kDa）。能有效调控细胞内钙离子交换，进而调控钙离子参与的神经递质释放、细胞运动、神经冲动传递、肌肉兴奋–收缩偶联等生理活动。参与睡眠–觉醒等生理功能调节。

02.087 血管活性肠肽 vasoactive intestinal polypeptide，VIP
一种在胃肠道发现的含有28个氨基酸的肽。具有松弛支气管平滑肌和降低肺动脉压的功能。也是中枢神经系统抑制性神经递质，调节体温、睡眠，刺激催乳素释放等。

02.088 生长抑素 somatostatin，SST
一种广泛存在于中枢神经系统、胃肠道和淋巴器官的脑肠肽。主要作用是抑制垂体生长激素的基础分泌。激活中枢神经系统生长抑素阳性神经元，促进非快速眼动睡眠。

02.089 多巴胺转运蛋白 dopamine transporter，DAT
存在于突触前神经元细胞膜上的具有选择性重摄取的转运蛋白。可将大部分存在于突触间隙、失活的单胺类神经递质（如多巴胺）运回突触前膜再利用或进一步分解。

02.090 上气道 upper airway
又称"上呼吸道"。由鼻腔、鼻咽、腭咽、舌咽和喉咽构成的呼吸气流通道。主要生理功能包括呼吸、发声和吞咽。

02.091 下气道 lower airway
又称"下呼吸道"。由气管、主支气管和肺内各级支气管组成的呼吸气流通道。发挥气流通路及防御、调温、调湿等作用。

02.092 颅面形态 craniofacial morphology
面部、额部和头颅的轮廓形态。包括牙列、上下颌的形态及彼此的相对位置关系。

02.093 上颌 maxillary, upper jaw
由上颌体和额突、颧突、腭突及牙槽突组成的骨性解剖结构。左右各一，于中线合成梨状孔，为颅面结构上半部分。

02.094 下颌 mandible, lower jaw
由下颌体及下颌升支组成的骨性解剖结构。呈弓形，为颅面结构下半部分。

02.095 鼻甲 turbinate
鼻腔外侧壁的骨性解剖结构。为固有鼻腔外侧壁上的3个隆起，分别为上鼻甲、中鼻甲和下鼻甲。

02.096 鼻中隔 nasal septal
固有鼻腔的内侧壁。由筛骨垂直板、犁骨和鼻中隔软骨构成支架，表面覆盖黏膜而成。

02.097 咽 pharynx
消化管上端扩大的部分。位于鼻腔、口腔和喉的后方，前后略扁呈漏斗形的肌性管道。上起颅底，下方约在第6颈椎下缘或环状软骨的高度与食管相续，包括鼻咽、口咽和喉咽3个部分，分别与鼻腔、口腔和喉相通，是进食和呼吸的共同通道。

02.098 喉 larynx
由喉软骨、韧带、喉肌及喉黏膜构成的器官。上界是会厌上缘，下界为环状软骨下缘。借喉口通喉咽，以环状软骨气管韧带连接气管，是呼吸的通道和发音的器官。

02.099 舌骨 hyoid bone
位于颈部，在下颌骨与喉之间支持舌，并作为某些舌肌附着的骨。

02.100 牙颌形态 dentofacial morphology, orofacial morphology
用以描述上下牙列、上下颌骨及其相互关系的形态学指标。

02.101 前牙覆盖 overjet
上颌切牙切缘到下切牙唇面的水平距离。正常的覆盖关系是0～3mm。

02.102 前牙覆𬌗 overbite
上切牙切缘盖过下切牙切缘的垂直距离。正常的前牙覆𬌗是上切牙切缘盖过下切牙切缘的1/3以内。

02.103 软组织结构 soft tissue structure
皮肤、皮下组织、脂肪、肌肉、肌腱和韧带等非骨骼结构的解剖排列特征。

02.104 软腭 soft palate
由结缔组织和肌肉构成的腭后1/3部分。附着于硬腭后缘，与硬腭共同构成口腔的上壁。

02.105 舌 tongue
位于口腔底部的肌性器官。是咀嚼、吞咽、味觉和构音的重要器官。同时是构成上呼吸道前壁的重要解剖结构之一。

02.106 腭垂 uvula
口腔内软腭游离缘向下突出的部分。由结缔组织、肌肉、黏膜和腺体构成。

02.107 腭弓 tendinous arch
呈弓状的口咽皱襞。为增厚的筋膜束，其下方有血管、神经或两者同时通过，包括舌腭弓、咽腭弓。

02.108 腭帆张肌 tensor veli palatini muscle
为三角形薄片状肌。起于翼内板和咽鼓管软骨，腱跨过翼钩后成直角转向内呈扇形散开，在中线与对侧腱相连续，前方附于硬腭后缘，构成腭腱膜。收缩可紧张软腭。

02.109　腭帆提肌　levator veli palatini muscle
软腭的提肌。起自颞骨岩部基底面和颈动脉管外口前面的肌肉，肌纤维向前下方入咽，止于腭腱膜。具有提升腭帆、开大咽鼓管咽口的作用。肌束由后外向前内进入软腭时肌束呈扇形水平走行，收缩时上提软腭封闭鼻咽腔和口咽腔。

02.110　腭帆间隙　space veli palatine, spatium veli palati
位于软腭游离缘，口腔面黏膜向咽面黏膜折返处、腭垂肌侧方、腭帆张肌和腭帆提肌下方的一肌肉组织间隙。为脂肪组织充填。

02.111　腺样体　adenoid
又称"咽扁桃体""增殖体"。位于鼻咽顶与后壁交界处的淋巴组织。是咽淋巴环内环的重要组成部分。2～6岁是增殖旺盛时期。

02.112　扁桃体　tonsil
又称"腭扁桃体"。一对位于口咽部两侧的扁桃体窝内的淋巴组织。内含许多淋巴滤泡和结缔组织。

02.113　扩张肌　dilator muscle
收缩时有扩张管腔、紧张管壁、扩大孔径功能的肌肉。

02.114　咽扩张肌　pharyngeal dilator muscle
位于咽部的扩张肌。上呼吸道的某些肌肉收缩时可开大咽腔或保持气道壁紧张，以确保呼吸道通畅，其中最主要的是颏舌肌。

02.115　环咽肌　cricopharyngeus muscle
位于咽下缩肌最下部分，由呈水平走行的肌纤维构成的环状肌肉。位于食管入口处。其

收缩可使环状软骨拉向颈椎，从而压迫食管，形成食管第一狭窄。

02.116　咽缩肌　pharyngeal constrictor muscle
咽喉部黏膜下肌层中自上而下呈叠瓦状排列的肌群。是咽部肌肉群的重要组成部分，由咽上、中、下三对缩肌组成。

02.117　咽上缩肌　superior constrictor of pharynx
起自蝶骨大翼钩、翼突下颌缝、下颌舌骨肌线的后部及舌根两侧，止于咽缝的肌肉。分为翼咽、颊咽、下颌咽和舌咽四部分。参与吞咽、发音功能。

02.118　咽中缩肌　middle constrictor of pharynx
起自舌骨小角茎突舌骨韧带下部和舌骨大角，中部纤维束水平横行，上、下部纤维束分别与咽上缩肌下部、咽下缩肌部分彼此遮盖。

02.119　咽下缩肌　inferior constrictor of pharynx
主要起自甲状软骨斜线后的软骨面及其下角，下方的肌纤维束略向下弯曲，呈环状，与食管上端肌层相接的肌肉。

02.120　颏舌肌　genioglossus muscle
为舌外肌。起自上颏棘或颏结节，然后呈扇形向后上方分散，止于舌尖、舌背及舌骨体部。由舌下神经支配，主要血运来自双侧舌动脉。为上气道扩张肌之一，其收缩使舌体向前运动，咽腔扩张。

02.121　舌骨舌肌　hyoglossus muscle
起于舌骨体侧面和舌骨大角，止于舌侧的薄四边形肌肉。构成下颌下三角的一部分。

02.122　下颌舌骨肌　mylohyoid muscle

为三角形扁肌。位于下颌骨体内侧，为口腔底部肌肉之一，起自下颌骨，止于舌骨体前面。当下颌骨固定时，可上提舌骨；当舌骨固定时，可下拉下颌骨。

02.123 肋间肌 intercostal muscle
位于两根肋骨之间的两组呼吸肌。分为肋间内肌和肋间外肌，收缩时辅助胸廓呼吸运动。

02.124 膈肌 diaphragm
位于胸腹腔之间，向上隆起呈穹隆形的扁薄阔肌。是最主要的吸气肌。膈肌构成胸腔的底和腹腔的顶，由三部分组成：膈肌肋间部，附着于肋骨边缘并终止于中心腱；膈肌中心腱；膈肌脚部，分左、右两个膈脚，起始于2～3个上部腰椎，其纤维终止于中心腱。

02.125 舌下神经 hypoglossal nerve
第XII对脑神经。由延髓舌下神经核发出，支配茎突舌肌、舌骨舌肌、颏舌肌和舌内肌。

02.126 脂肪组织 adipose tissue
简称"脂肪"。由大量脂肪细胞聚集而成的结缔组织。根据结构和功能不同，可分为黄色脂肪组织和棕色脂肪组织两类。睡眠医学中主要涉及的是分布在呼吸肌、上气道周围间隙中加重睡眠呼吸障碍的人体脂肪。

02.127 脂肪细胞 adipocyte
构成脂肪组织的主要细胞。内含脂质泡，来源于骨髓间充质干细胞，以储存和调节能量为主要功能。

02.128 内脏脂肪 visceral fat
位于腹腔内部的脂肪组织。与皮下脂肪不同，多堆积于腹腔内器官周围，是构成向心性肥胖的主要原因之一。

02.129 腹部脂肪 abdominal fat
位于腹部的脂肪组织。分布于腹部组织和器官周围，是内脏脂肪的主要组成部分，与向心性肥胖相关，是构成向心性肥胖、影响膈肌运动的主要原因之一。

02.130 舌缘齿痕 scalloped tongue
描述舌侧缘可见齿痕的一种体征。通常意味着舌体肥大。

02.131 肺功能 pulmonary function
广义指肺具有的呼吸、防御、代谢等多种功能。狭义指肺的呼吸功能，包括通气和换气功能。

02.132 呼吸周期 respiratory cycle
一次吸气开始到下一次吸气开始的时间。用T_{tot}表示。在多数情况下由吸气时间和呼气时间组成，在双水平正压或双相气道正压通气条件下由吸气相时间和呼气相时间组成。

02.133 胸廓顺应性 chest compliance
呼吸运动时，在外力作用下胸廓的可扩张性。为单位跨胸廓压引起的胸廓容积变化（$\Delta V/\Delta P$），用C_{cw}表示。因为胸廓和肺紧贴在一起，两者同步扩张和回缩，故正常胸廓顺应性与肺相同。但在出现气胸、胸腔积液、肺不张的情况下，胸廓和肺的变化程度不同步，顺应性不同。

02.134 肺顺应性 lung compliance
呼吸运动时，在外力作用下肺的可扩张性。等于肺泡与胸膜腔压力差所引起的肺容量改变。

02.135 [咽]临界闭合压 pharyngeal critical pressure
又称"咽临界压力"。气流为零时的上气道内压力。用"Pcrit"表示。

02.136 跨壁压 transmural pressure

肺泡内气体对肺泡壁的压力和肺泡外胸膜腔对肺泡壁的压力之差。

02.137　喉反射　laryngeal reflex
吞咽时关闭声门的一种反射。是动物的一种保护机制。

02.138　呼吸控制　respiratory control
中枢神经系统及各种感受器控制呼吸随着机体需要和外界环境变化而调整的方式。

02.139　呼吸驱动　respiratory drive
一种呼吸调节的中枢行为。脑干呼吸中枢发出神经冲动，引发和控制呼吸肌的运动。

02.140　呼吸反射　respiratory reflex
呼吸感受器接收并传出的各种信息经传入神经传至呼吸中枢，呼吸中枢综合并调节各种信息后发出冲动，经传出神经刺激呼吸器官完成呼吸运动的过程。

02.141　化学感受性反射激活　chemoreflex activation
颈动脉体作为外周化学感受器，在动脉血二氧化碳分压和氢离子浓度升高、氧分压降低时，引起传入神经动作电位频率增加，兴奋呼吸运动的过程。

02.142　呼吸神经元　respiratory neuron
中枢神经系统内产生呼吸节律和调节呼吸运动的神经元。

02.143　呼吸刺激　respiratory stimulation
通过直接刺激延髓呼吸中枢，或刺激外周和中枢化学感受器而兴奋呼吸中枢的行为或事件。

02.144　通气　ventilation
肺与外界气体交换的过程。包括肺通气和肺泡通气。肺泡与外界环境的压力差是肺通气

的直接动力，呼吸肌的收缩、舒张运动是肺通气的原动力。

02.145　肺通气　pulmonary ventilation
通过胸廓运动造成的负压实现肺与外界环境之间气体交换的过程。常用潮气量和每分钟通气量衡量，包括肺泡通气量及无效腔通气量。

02.146　肺泡通气　alveolar ventilation
通过肺泡内单层上皮细胞界面，实现氧气与二氧化碳交换的过程。

02.147　通气波动性　ventilatory variability
呼吸模式如呼吸节律和潮气量在不同呼吸之间的变异性。与呼吸调节功能的不稳定有关。

02.148　上气道阻力　upper airway resistance
上气道各组成部分包括鼻、咽、喉各自的气流阻力。即上气道呼吸过程中的总阻力。

02.149　下气道阻力　lower airway resistance
声门以下气道的气流阻力。由气管、主支气管及肺内的各级支气管的解剖结构、分泌物、增生物等产生。

02.150　上气道开放性　upper airway patency
维持上气道开放的趋势。决定因素为上呼吸道神经肌肉活动因素和非神经肌肉因素。非神经肌肉因素包括颅面结构、周围组织和上呼吸道本身的内在特性。

02.151　上气道塌陷性　upper airway collapsibility
遇腔内负压和周围组织压力时上气道向内塌陷的趋势。

02.152　心脏电活动稳定性　cardiac electrical stability
心脏去极化、复极化的规律稳定程度。心脏

去极化速度和幅度、膜电位水平等可能存在不稳定，能自动去极化，达到阈电位水平，产生新的动作电位等。

02.153　血流动力学　hemodynamics
应用流体力学的理论研究血液在心血管系统中流动的力学参数，如血流量、血流阻力、血压及其相互关系的学科。

02.154　心肺感受器反射　cardiopulmonary receptor reflex
通过在心房、心室、肺循环大血管壁上的感受器将刺激传入呼吸中枢，从而引起心率、心输出量、外周阻力变化，以致影响血压变化的一种反射。

02.155　心肺功能稳态　cardiopulmonary homeostasis
通过颈动脉体反射等感受器感知，调节肾上腺髓质、儿茶酚胺等物质分泌，从而使心肺功能循环与呼吸系统通过血流调节保持相对稳定的状态。

02.156　心肺相互作用　cardiopulmonary interaction
呼吸系统与循环系统通过血管壁感受器及神经反射与内分泌调节进行的相互作用和影响。

02.157　压力感受器反射　baroreceptor reflex，baroreflex
又称"压力感受性反射""降压反射（depressor reflex）"。由自主神经介导、动脉血压升高引起的，经由传感压力感受器，使心率减慢、外周血管阻力降低、血压降低的一种反射。

02.158　颈动脉体　carotid body
位于颈总动脉分叉处管壁的一种化学感受器。在感知血液低氧、二氧化碳分压升高、氢离子浓度增加等变化时，可引发呼吸、脉搏、血流分布等改变。

02.159　心肺耦合　cardiopulmonary coupling
心电信号和呼吸信号在人体中结合在一起，但是可以离析的现象。连续的心电信号运用傅里叶变换技术可以分析以下两种特征：①心率变异；②由呼吸所引起的心电图R波振幅的波动。通过计算两种信号的互谱功率与相干度，生成睡眠期间心肺耦合动力学频谱图，可评估睡眠质量。

02.160　非勺型血压　non-dipping blood pressure
夜间血压值大于白天血压值10%的高血压类型。非勺型血压的高血压患者比勺型血压的高血压患者易发生心、脑、肾靶器官损害及心脑血管事件。

02.161　勺型血压　dipping blood pressure
血压呈现白天高、夜间低的规律变化，连续波形呈勺型的血压类型。

02.162　生长激素　growth hormone，GH
由腺垂体分泌的蛋白质激素。刺激肝脏产生生长调节素，进而促进肌肉与骨骼的生长，脂肪细胞、肌肉及软骨细胞的分化。也有促眠作用。

02.163　雌激素　estrogen
由脊椎动物的卵巢、睾丸、胎盘或肾上腺皮质所产生的十八碳固醇类激素。绝大部分哺乳动物的主要雌激素是17β-雌二醇，其他重要的雌激素有雌三醇和雌酮。主要功能是刺激女性生殖系统生长和发育，促进与维持女性第二性征。也参与睡眠-觉醒调节。

02.164　促性腺激素　gonadotropin
由垂体分泌的蛋白质激素家族。包括卵泡刺激素（FSH）、黄体生成素（LH）和人绒毛膜促性腺激素（hCG）。它们共同调节正常生长、性发育和生殖。

02.165 促甲状腺素释放激素 thyrotropin releasing hormone，TRH
由下丘脑分泌的一种肽类激素。生理功能是使腺垂体细胞内储存的促甲状腺素（TSH）释放，血中TSH及T_3、T_4含量升高。TRH有促眠作用。

02.166 褪黑素 melatonin
由松果体产生的一种胺类激素。在调节昼夜节律及睡眠–觉醒方面发挥重要作用。

02.167 促食欲素 orexin
又称"下丘脑[分]泌素（hypocretin）"。由双侧下丘脑及丘脑底部区域分泌的一种促进食欲的神经肽。在调节能量代谢、睡眠–觉醒等生理过程中起重要作用。

02.168 胃促生长素 ghrelin
又称"食欲刺激素"。由胃底黏膜分泌的一种含28个氨基酸残基的多功能脑肠肽。对胃肠动力、胃酸分泌、能量摄入、食欲控制、心血管活动、睡眠与觉醒等都有一定的调节作用。

02.169 瘦素 leptin
又称"瘦蛋白"。由白色脂肪细胞分泌的分子量为16kDa的蛋白质激素。是脂肪细胞之间的反馈信号，具有调节食物摄入、能量平衡和脂肪储存，抑制食欲，减少能量摄取，增加能量消耗，抑制脂肪合成等作用。

02.170 糖皮质激素 glucocorticoid
肾上腺皮质分泌的类固醇激素。包括氢化可的松和可的松。含21个碳原子。具有调节糖、脂肪、蛋白质生物合成和代谢的作用，还具有抗过敏和抗炎作用。

02.171 皮质醇 cortisol，hydrocortisone
又称"可的松""氢化可的松"。人类的主要糖皮质激素，由黄体酮转变而成。在血液中与皮质激素运载蛋白结合，有强的抗炎活性。具有促进肝糖原分解、糖异生，调节微循环和维持血压的作用，在调控情绪和健康方面也具有重要作用。

02.172 脂肪细胞因子 adipocytokine
脂肪组织分泌的细胞因子。具有调节血糖、脂质合成等作用。

02.173 脂联素 adiponectin
又称"脂连蛋白"。脂肪细胞分泌的一种激素。具有促进脂肪酸氧化、促进外周组织摄取葡萄糖、提高胰岛素敏感性的作用。在胰岛素抵抗和动脉粥样硬化的发生发展中起重要作用。以高浓度循环，与肥胖呈负相关。

02.02　睡眠心理基础

02.174 普通心理学 general psychology
研究心理学基本原理和现象的基础学科。

02.175 意识 consciousness
人对周围环境及自身的认知能力和觉察能力。是大脑高级神经中枢功能活动的综合表现或状况。

02.176 意识障碍 disturbance of consciousness
人对周围环境及自身状态的识别和觉察能力出现的障碍。一种以兴奋性降低为特点，表现为嗜睡、意识模糊、昏睡直至昏迷；另一种以兴奋性增高为特点，表现为高级中枢急性活动失调的状态，包括意识模糊、定向力丧失、感觉错乱、躁动不安、言语杂乱等。

02.177　定向力　orientation
个体准确识别自我和环境的能力。可以对人物、时间和地点三个层次进行评估。

02.178　定向障碍　orientation disorder,
**　　　　　disorientation**
个体定向力受到不同程度损害的精神病理状态。导致个体不能准确识别与其相关的人物、时间和地点信息。是判断意识障碍的一个重要指标。见于各种脑器质性综合征，偶见于心因性障碍。

02.179　认知　cognition
人类获取、加工、存储和使用信息的心理过程的总称。包括感觉、知觉、注意、记忆和思维等过程。

02.180　认知类型　cognitive style
个体在认知活动中表现出来的个体特征。是个体认识世界特别是思维归因的比较稳定的模式。

02.181　认知治疗　cognitive therapy
一种心理治疗技术。以认知理论为基础，重点帮助咨客分析、理解自己在某些方面的认知特点，特别是可能与病理症状相关的认知特点，然后在认知活动基本规律的指导下进行调整，最终实现减轻或消除症状的目标。

02.182　感觉　sense
人脑对直接作用于感觉器官的客观事物个别属性的反映。属于认识过程的感性阶段。一切较高级、较复杂的心理现象如思维、情绪、意志等，都是以感觉为基础的。

02.183　错觉　illusion
对客观刺激事物歪曲和错误的知觉。这种知觉完全可以被受检者接受，并做出情绪和相应行为上的反应。

02.184　知觉　perception
人对客观事物各部分或属性的整体反映。是对事物的整体认识或综合属性的判别。以感觉为基础，但不是感觉的简单相加，而是对各种感觉刺激分析与综合的结果，是大脑皮质的高级活动。

02.185　知觉扭曲　perceptual distortion
个体对外界事物整体属性的错误认知。

02.186　幻觉　hallucination
在没有现实刺激作用于感觉器官时出现的虚幻的知觉体验。按其不同感觉器官可分为幻听、幻视、幻嗅、幻味和幻触等；按其性质可分为真性幻觉和假性幻觉等。

02.187　思维　thinking
人脑将感觉和知觉获得的映像进行分析、综合、比较、抽象和概括等感知觉信息加工，形成概念的整个过程。是以记忆中的知识为媒介，反映事物的本质和内部联系。

02.188　思维形式　thinking form
思维借以实现的形式。概念、判断、推理和证明是不同的思维形式。

02.189　思维内容　thinking content
思维所反映的关于被研究对象的属性。指形象思维、抽象思维、灵感思维中涉及的具体物象、抽取的本质和创造的系统。

02.190　超价观念　overvalued idea
被某种强烈情绪所加强并在意识中先入为主、占主导地位的观念。就受检者的人格和个人经历而言，其发生有一定的事实依据，但是由于受检者的这种观念过于偏激，在相同文化背景下的大多数人都不能接受，常会导致人际冲突。

02.191　情感　affection

人对客观事物是否满足自己的需要而产生的态度体验。是与人的社会性需要相联系的主观体验。具有较大的稳定性、深刻性和持久性。

02.192　心境　mood
影响人整个精神活动的一种较持久的心理状态。具有弥散和广延的特点。

02.193　情绪　emotion
人对内外信息的态度体验及相应的行为和身体反应。是伴有较明显的自主性神经反应的一种心理状态。以个体的愿望和需要为中介。狭义上是指需要是否被满足而产生的暂时、较剧烈的态度体验。基本形式包括快乐、恐惧、悲伤、厌恶等。

02.194　意志行为　volitional behavior
受人的意志支配和控制的行为。

02.195　意志　will，volition
个体依靠主观能动性有计划、有目标地完成一项活动的能力。

02.196　行为　behavior
以实现某个目标为基础进行的一系列动作组合。一般会以实现某个结果为结束。

02.197　动机　motivation
个体行为的内在驱动力。一般与个体的内心安全需要和客观生存需要结合在一起。

02.198　人格　personality
个体内在的心理生理系统的动力组织和由此决定的独特的思维、情感和行为模式。

02.199　性格　character
个体不同于其他人的心理特征的总和。为与社会密切相关的人格特征。

02.200　人格类型　personality style，personality type
综合人格不同层面的表现对人格进行的分类。依据不同的人格理论所做的人格类型区分也是不同的，且由于人格表现的复杂性，不同层面特征的描述和区分界限并非截然而绝对，人格类型的划分更重要的意义是有助于理解人格的复杂性和描述归纳的便利。

02.201　梦　dream
发生在睡眠中的精神活动经历。个体可体验到一系列的思想、情景、景象等性质的事件。

02.202　做梦　dreaming
快速眼动睡眠期正常的生理心理现象。但只有在梦后一定时间内醒来才能有记忆，所以能够有做梦的意识实为描述个体有梦的过程和状态。

02.203　梦境　dream content
梦的内容。可不同程度地反映个体的心理需求或情绪状态等。

02.204　梦境分析　dream analysis
对个体梦境的分析。可以帮助个体理解自己的心理活动及精神症状的发生过程等。是精神分析学派的经典技术之一。

02.205　生理心理学　physiological psychology
心理学的一个分支学科。研究生理活动状态或变化与心理过程和行为的关联性，以对心理过程和行为从生理学角度进行解释。

02.206　神经心理学　neuropsychology
神经科学与心理学的交叉学科。也是心理学的一个分支学科。研究大脑病变及神经系统功能与心理体验、行为表现的关系。

02.207　临床心理学　clinical psychology

心理学的一个分支学科，也是精神病学的基础学科。主要运用心理学的概念、理论和技术对精神异常现象做出解释，并在此基础上探索和验证有效干预的方法、操作程序等。

02.208　应激　stress
人体在受到各种内外环境因素刺激时所出现的非特异性全身反应。主要表现为以交感–肾上腺髓质和下丘脑–垂体–肾上腺皮质轴兴奋为主的神经内分泌反应，以及细胞和体液中某些蛋白质成分的改变和一系列功能代谢的变化。

02.209　应对　coping
个体通过改变认知和行为，调整、解决超出个体资源的内部和外部需求的过程。

02.210　生活方式　life style
个体在日常生活中表现出的相对稳定的行为模式总和。包括作息节律、饮食习惯、运动娱乐方式、社交方式等。

02.211　心理治疗　psychotherapy
应用心理学的原理和方法对人的心理、情绪、认知和行为有关问题进行治疗的方法。

02.212　社会心理学　social psychology
研究社会相互作用背景中人的社会行为及其心理基础的分支学科。

02.213　社会交往　social interaction
在一定的历史条件下，个体之间相互往来，进行物质、精神交流的社会活动。

03. 睡眠疾病分类

03.01　失　眠　症

03.001　慢性失眠[障碍]　chronic insomnia disorder，chronic insomnia
每周3天以上，病程超过3个月，表现为频繁、持续的睡眠启动及维持困难。

03.002　心理生理性失眠　psychophysiological insomnia
认知和躯体觉醒程度提高形成的阻睡联想导致的失眠。患者过分地全神贯注于睡眠问题，如临近睡眠时焦虑，并且在难以入睡时尽力使自己入睡，反而增加兴奋与焦虑的程度，最终形成恶性循环。

03.003　特发性失眠　idiopathic insomnia
一类病因不明的失眠。可能与神经系统对睡眠–觉醒系统的调控异常有关。于儿童期起病的失眠，患者终身不能获得充足的睡眠，

表现为入睡困难、觉醒次数增多或早醒。

03.004　睡眠卫生不良　inadequate sleep hygiene
由各种可能诱发睡眠困难的日常生活和行为习惯所导致的睡眠障碍。精神状态检查无精神异常，同时也不存在明显的躯体疾病因素，不良的行为习惯破坏了睡眠–觉醒节律，导致白天出现睡眠不足的症状。

03.005　矛盾性失眠　paradoxical insomnia
又称"假性失眠（pseudoinsomnia）"。主诉患有严重失眠，但缺乏睡眠紊乱的客观证据，日间功能受损状况与患者所述的睡眠缺失程度不成比例的一种疾病。

03.006　失眠状态错觉　sleep state misperception

有明显的失眠主诉，但没有证据表明客观睡眠障碍和没有达到睡眠障碍报告所能提示的白天受损的程度。

03.007　儿童行为相关失眠　pediatric behavioral insomnia，behavioral insomnia of childhood
由照护者对儿童的睡眠训练或环境限制不当导致的睡眠启动障碍及拒绝入睡。

03.008　入睡相关型儿童行为相关失眠　sleep-onset association type of pediatric behavioral insomnia
儿童需特定刺激、物品、环境方可启动睡眠或者醒来后再次入睡，否则难以启动睡眠的状态。

03.009　环境限制型儿童行为相关失眠　limit-setting type of pediatric behavioral insomnia
由照护者提供的环境限制不当导致的儿童就寝时间延迟和拒绝入睡。

03.010　混合型儿童行为相关失眠　mixed type of pediatric behavioral insomnia
兼有入睡相关型和环境限制型特点的儿童行为性失眠。

03.011　精神疾病相关失眠　insomnia due to mental disorder
由精神障碍导致的或继发的失眠。例如，心境焦虑、焦虑障碍、精神分裂症和第二轴人格障碍较常见继发失眠症状。此类患者诊断时从病史上要符合躯体疾病继发失眠的表现。

03.012　躯体疾病相关失眠　insomnia due to medical condition
由躯体疾病导致的或继发的失眠。很多躯体疾病可伴失眠症状，尤其是涉及疼痛不适、活动障碍和呼吸障碍的疾病。此类患者诊断时从病史上要符合躯体疾病继发失眠的表现。

03.013　药物或物质相关失眠　insomnia due to drug or substance
由药物或物质的使用或戒断导致或继发的失眠。与机体对药物或物质的耐受有关。

03.014　急性失眠　acute insomnia
每周多于3天，病程短于3个月，短期内的睡眠启动或维持困难。

03.015　短睡眠者　short sleeper
常规每晚平均睡眠时间少于6小时，但没有睡眠–觉醒主诉者。家族中有多发趋势，以青壮年男性多见。

03.02　睡眠呼吸障碍

03.016　睡眠呼吸障碍　sleep-related breathing disorder，SBD
以睡眠中发生异常呼吸事件为特征的一组与睡眠相关的呼吸疾病。包括睡眠低通气综合征、阻塞性睡眠呼吸暂停低通气综合征、上气道阻力综合征、陈–施呼吸综合征等。

03.017　阻塞性睡眠呼吸暂停低通气综合征　obstructive sleep apnea hypopnea syn- drome，OSAHS
伴有日间症状，并且夜间睡眠呼吸障碍事件超过一定标准（如≥5次/小时）的一类睡眠呼吸紊乱疾病。

03.018　成人阻塞性睡眠呼吸暂停综合征　adult obstructive sleep apnea syndrome
发生于成年人的阻塞性睡眠呼吸暂停综合征。口和鼻气流中断但胸腹式呼吸运动仍存在，引起低氧血症、高碳酸血症、睡眠中断，从而使机体发生一系列病理生理改变。

03.019 肥胖低通气综合征 obesity hypoventilation syndrome

又称"皮克威克综合征（Pickwickian syndrome）"。明显肥胖（体重指数>30kg/m²）和清醒时二氧化碳储留（动脉血二氧化碳分压>45mmHg），同时存在睡眠呼吸疾病的一种临床综合征。成人阻塞性睡眠呼吸暂停综合征的终极表现。常伴有肥胖、二氧化碳分压升高、体静脉回流受阻、血压升高、嗜睡、水肿、呼吸睡眠暂停等表现。

03.020 儿童阻塞性睡眠呼吸暂停综合征 pediatric obstructive sleep apnea syndrome

发生于儿童的阻塞性睡眠呼吸暂停综合征。由持续上气道狭窄导致血氧饱和度下降、二氧化碳分压升高、睡眠不宁等表现。

03.021 儿童阻塞性睡眠呼吸暂停低通气 pediatric obstructive sleep apnea and hypopnea

儿童周期性出现上气道阻力增高所致睡眠呼吸暂停或低通气的事件。

03.022 儿童阻塞性肺泡低通气 pediatric obstructive hypoventilation

儿童长时间持续上气道不完全阻塞，导致高碳酸血症和（或）血氧饱和度下降的事件。

03.023 频发呼吸努力相关觉醒 recurrent arousal associated with increased respiratory effort，RERA

呼吸努力增加持续10秒及以上，或者引起觉醒，但不满足呼吸暂停或者低通气标准的觉醒。

03.024 中枢性睡眠呼吸暂停综合征 central sleep apnea syndrome，CSAS

睡眠中呼吸暂停时，口和鼻气流及胸、腹式呼吸运动同时停止，引起低氧血症、高碳酸血症、睡眠片段化，从而使机体发生一系列病理生理改变的事件。

03.025 原发性中枢性睡眠呼吸暂停 primary central sleep apnea，idiopathic central sleep apnea

原因不明的中枢性睡眠呼吸暂停。

03.026 伴陈-施呼吸的中枢性睡眠呼吸暂停 central sleep apnea with Cheyne-Stokes breathing

中枢性呼吸暂停或中枢性低通气与渐强渐弱的气流模式反复交替出现，引起低氧血症、高碳酸血症、睡眠片段化，从而使机体发生一系列病理生理改变。

03.027 不伴陈-施呼吸的疾病所致中枢性睡眠呼吸暂停 central sleep apnea due to a medical disorder without Cheyne-Stokes breathing

由疾病导致的不伴陈-施呼吸的中枢性睡眠呼吸暂停。引起低氧血症、高碳酸血症、睡眠片段化，从而使机体发生一系列病理生理改变。

03.028 高海拔周期性呼吸所致中枢性睡眠呼吸暂停 central sleep apnea due to high altitude periodic breathing

进入高海拔地区，中枢性呼吸暂停和过度通气交替发生，引起低氧血症、高碳酸血症、睡眠片段化，从而使机体发生的一系列病理生理改变。

03.029 药物或物质所致中枢性睡眠呼吸暂停 central sleep apnea due to a medication or substance，narcotic or opioid induced central sleep apnea

药物或物质引起的中枢性睡眠呼吸暂停。常见的药物包括长效阿片类，引起低氧血症、高碳酸血症、睡眠片段化，从而使机体发生一系列病理生理改变。

03.030　婴儿原发性中枢性睡眠呼吸暂停　primary central sleep apnea of infancy
发生于37周以上婴儿的原发性中枢性睡眠呼吸暂停。主要表现为长时间的中枢性睡眠呼吸暂停。

03.031　早产儿原发性中枢性睡眠呼吸暂停　primary central sleep apnea of prematurity
由发育不成熟导致的原发性中枢性睡眠呼吸暂停。早产儿常见睡眠呼吸障碍，其患病率与胎龄成反比。

03.032　治疗相关中枢性睡眠呼吸暂停　treatment-emergent central sleep apnea
阻塞性或者混合性睡眠呼吸暂停患者经过不带备频的气道正压治疗，阻塞性睡眠呼吸事件得到显著解决后新出现的中枢性睡眠呼吸暂停。

03.033　睡眠相关肺泡低通气综合征　sleep related hypoventilation disorder
睡眠相关的呼吸疾病，可伴或不伴阻塞性呼吸暂停。表现为肺泡通气量降低、动脉血二氧化碳分压升高和血氧饱和度下降。睡眠过程中，血氧饱和度下降事件与呼吸暂停及低通气无关。低氧导致红细胞增多、肺动脉高压和肺心病。其发病与中枢调节异常、肥胖和神经肌肉疾病密切相关。

03.034　先天性中枢性肺泡低通气　congenital central hypoventilation syndrome
一种由中枢呼吸控制系统功能障碍导致的低通气综合征。与*PHOX2B*基因突变有关。主要特点是出生时即出现肺泡低通气，在睡眠时需要机械通气支持。

03.035　伴下丘脑功能障碍的迟发性中枢性肺泡低通气　late-onset central hypoventilation with hypothalamic dysfunction
出生时健康，随后出现下丘脑源性的内分泌异常、严重的情绪或行为障碍、神经源性肿瘤等中枢性睡眠相关肺泡低通气。不能为其他睡眠障碍、疾病和药物因素所解释。

03.036　特发性中枢性肺泡低通气　idiopathic central alveolar hypoventilation
病因不明，非遗传、肺或气道疾病、药物、神经系统障碍等因素所致的睡眠相关肺泡低通气。呼吸形式以潮气量降低或呼吸节律异常为主，伴有血氧饱和度下降。

03.037　药物或物质所致睡眠相关肺泡低通气　sleep related hypoventilation due to a medication or substance
长期的药物或物质使用抑制呼吸驱动或损害呼吸肌功能导致的睡眠相关肺泡低通气。

03.038　疾病所致睡眠相关肺泡低通气　sleep related hypoventilation due to a medical disorder
肺或气道疾病、胸壁疾病、神经和神经肌肉疾病导致的睡眠相关肺泡低通气。可由通气障碍导致慢性高碳酸血症和低氧血症。

03.039　睡眠相关低氧血症　sleep related hypoxemia disorder
病因不明，不能被其他原因解释，与睡眠相关的血氧饱和度下降的病症。

03.040　睡眠相关低氧　sleep related hypoxemia
夜间血氧定量显示成人动脉血氧饱和度≤88%或儿童动脉血氧饱和度≤90%且≥5分钟，不能诊断为睡眠相关低通气的低氧表现。

睡眠时深吸气后呼气相延长并伴随着呻吟般单调声音的疾病。

03.041 鼾症 snoring, primary snoring
睡眠中上呼吸道发出的一种异常呼吸声。与呼吸时上气道周围软组织振动有关。通常发生在吸气相，也可能发生在呼气相。

03.042 夜间呻吟症 catathrenia, nocturnal groaning

03.043 上气道阻力综合征 upper airway resistance syndrome
由上气道阻力增加导致的睡眠呼吸紊乱。睡眠监测无睡眠呼吸事件。白天疲劳、嗜睡及躯体症状较多见。

03.03 中枢性嗜睡症

03.044 发作性睡病 narcolepsy
日间出现的不能克制的短暂睡眠发作。睡眠发作、猝倒症、睡瘫症和睡眠幻觉被称为发作性睡病四联症。

03.045 Ⅰ型发作性睡病 narcolepsy type 1
又称"伴猝倒发作性睡病（narcolepsy with cataplexy）""促食欲素缺乏综合征""发作性睡病-猝倒型"。脑脊液促食欲素显著降低的一种发作性睡病。主诉猝倒，并且在白天多次小睡测试中具有白天睡眠过度和异常快速眼动睡眠。

03.046 Ⅱ型发作性睡病 narcolepsy type 2
又称"不伴猝倒发作性睡病（narcolepsy without cataplexy）"。脑脊液促食欲素无降低的发作性睡病。具有白天过度嗜睡，但通常没有由情绪引发的肌无力，存在异常快速眼动睡眠。

03.047 特发性嗜睡症 idiopathic hypersomnia
又称"特发性中枢神经系统嗜睡症"。无明确原因的白天过度嗜睡性疾病。很难从睡眠中醒来，不伴异常快速眼动睡眠，也可出现睡眠时间显著延长。

03.048 复发性嗜睡症 recurrent hypersomnia
又称"复发性过度睡眠""克莱恩-莱文综合征（Kleine-Levin syndrome）"。以反复发作性睡眠过度和认知或情绪变化为特征的睡眠疾病。可伴食欲过盛、性欲亢进等症状。

03.049 疾病所致嗜睡症 hypersomnia due to medical disorder
由神经系统或其他内科疾病引起的以白天过度嗜睡为表现的睡眠疾病。

03.050 药物或物质所致嗜睡症 hypersomnia due to medication or substance
由镇静药物、兴奋药物、药物滥用导致的睡眠增多。

03.051 精神疾病相关嗜睡症 hypersomnia due to mental disorder
由精神疾病导致的睡眠增多。

03.052 睡眠不足综合征 insufficient sleep syndrome
因持续未能获得维持正常清醒和觉醒水平所需睡眠量而出现的以白天难以克制的嗜睡为主要表现的睡眠疾病。

03.053 长睡眠者 long sleeper
睡眠时间长于人群平均时间（如10小时），但通常没有睡眠结构异常和不适主诉。家族中有多发趋势，以女性多见。

03.054　昼夜节律相关睡眠[-觉醒]障碍
circadian rhythm sleep-wake disorder
又称"生物节律相关睡眠[-觉醒]周期紊乱"。由昼夜时间维持-诱导系统变化或内源性昼夜节律与外部环境间不同步所引起的睡眠-觉醒障碍。

03.055　睡眠-觉醒时相延迟　delayed
sleep-wake phase
不能按照社会环境要求的时间入睡和觉醒，主睡眠时间后移的现象。表现为晚上入睡和早上觉醒均显著延迟，睡眠-觉醒时间通常推迟≥2小时。

03.056　主动性睡眠[-觉醒]时相延迟综合征
motivated delayed sleep-wake phase
syndrome
一种内心动力不足的睡眠时相延迟综合征。常见于青少年。自我激励水平低下，难以坚持完成治疗，常伴有心境障碍或焦虑障碍病史。

03.057　睡眠-觉醒时相提前　advanced sleep-
wake phase
主要入睡与觉醒时间较传统或期望的作息时间持续提前至少2小时的现象。患者主诉早醒型失眠及晚上思睡。

**03.058　无规律性昼夜节律相关睡眠[-觉醒]
障碍**　irregular sleep-wake rhythm
disorder
又称"无规律性睡眠[-觉醒]昼夜节律障碍"。睡眠节律与昼夜节律间没有明显的关联规律的睡眠障碍。

**03.059　非24小时昼夜节律相关睡眠[-觉醒]
障碍**　non-24-hour sleep-wake rhythm
disorder，N24SWD
又称"自由运转型昼夜节律障碍（free-running disorder）"。睡眠-觉醒节律不是通常的24小时左右，而是表现出自身特定内在周期的睡眠障碍。

03.060　全盲者昼夜节律相关睡眠[-觉醒]障碍
totally blind patient with non-24-hour
sleep- wake rhythm disorder
发生于全盲者的非24小时睡眠-觉醒障碍。可能与光照因子相关。全盲者因感光功能丧失，其生物节律不受外界光照影响，缺少影响昼夜节律起搏点的光刺激，无法引导昼夜节律。

**03.061　视力正常者昼夜节律相关睡眠[-觉醒]
障碍**　sighted patient with non-24-
hour sleep- wake rhythm disorder
发生于视力正常者的睡眠-觉醒节律障碍。生物节律不受外界光照影响，可能与缺乏昼夜节律校准功能相关。通常有睡眠-觉醒时相延迟病史，以及光暴露过少、光暴露时间不当、社会和体育活动减少等特定环境条件的改变。

03.062　倒班相关睡眠障碍　shift work disorder
又称"倒班工作睡眠紊乱""倒班障碍"。由个体工作时间与社会常规的工作时间不一致导致的失眠及日间思睡过多。

03.063　时差相关睡眠障碍　jet lag disorder
又称"时区改变综合征（time zone change syndrome）"。在快速跨越2个或以上时区飞行后，机体内源性昼夜时钟调控的睡眠-觉醒时间不能立即调整适应新时区变化所需的新睡眠-觉醒节律而出现的一种暂时性昼夜节律失调性睡眠障碍。

03.064 非快速眼动异态睡眠 non-rapid eye movement related parasomnia

非快速眼动睡眠的慢波睡眠阶段的异态睡眠。常发生在夜间睡眠的前1/3阶段。

03.065 非快速眼动觉醒障碍 disorder of arousal from non-rapid eye movement sleep

非快速眼动睡眠向觉醒状态转换时发生不完全分离导致的觉醒障碍。以异常的夜间行为、意识损害和自主神经系统激活为特征。

03.066 意识模糊性觉醒 confusional arousal

又称"埃尔普诺尔综合征（Elpenor syndrome）"。自慢波睡眠过渡到清醒的移行过程中，意识尚未完全清醒状态下出现的轻微行为障碍。表现为时间和地点定向力障碍、语速减慢、反应迟钝等。

03.067 睡行症 sleep walking

又称"睡眠行走""梦游[症]（somnambulism）"。慢波睡眠–觉醒后呈现持续性意识模糊的同时伴随的下床等简单活动。觉察、反应性和运动技巧呈低水平，次日不能回忆。

03.068 睡惊症 sleep terror

又称"夜惊症（night terror）"。突然从非快速眼动睡眠中觉醒，发出尖叫和呼喊，伴有极端恐惧感、自主神经症状等表现的睡眠障碍。任何加深睡眠和造成觉醒困难的因素都可能诱发。

03.069 睡眠相关异常性交行为 sleep related abnormal sexual behavior, sexsomnia

在睡眠中进行性行为的症状。是睡眠异常的一

种。

03.070 睡眠贪食症 sleep nervosa

又称"睡眠相关进食障碍（sleep related eating disorder）"。在睡眠期的觉醒期间反复出现的无意识的进食和饮水。伴有相关的意识水平降低及对其行为的遗忘，并带来一系列临床后果的非快速眼动异态睡眠。

03.071 快速眼动异态睡眠 rapid eye movement related parasomnia

一种以快速眼动睡眠期间伴随梦境出现肢体活动为特征的睡眠疾病。发作时常出现暴力行为并可造成自身及同床者伤害，破坏睡眠。

03.072 快速眼动睡眠行为障碍 rapid eye movement sleep behavior disorder, RBD

在快速眼动期反复发作的睡眠相关发声和（或）复杂动作。无肌张力缺陷，也不能用其他睡眠疾病、精神疾病、药物和物质作用解释。

03.073 复合性异态睡眠 parasomnia overlap disorder, POD

又称"异态睡眠重叠综合征"。快速眼动睡眠行为障碍伴发睡行症或睡惊症。

03.074 分离性异态睡眠 status dissociatus

又称"分离状态睡眠"。不同睡眠期的结构成分混合或杂乱发生，很难分辨患者睡眠分期的异态睡眠。

03.075 频发性单纯睡瘫 recurrent isolated sleep paralysis

又称"频发孤立性睡瘫"。从快速眼动期

唤醒时出现意识的觉醒和肌肉失张力持续存在的一种分离状态。表现为睡醒后发生的短暂的肌肉不能随意运动，但意识清醒。

03.076　梦魇　nightmare
又称"梦境焦虑障碍（dream anxiety disorder）"。由焦虑或恐惧占据的一种快速眼动睡眠障碍。常反复出现，对梦的内容有非常详细的回忆。梦境体验十分生动，主题通常涉及对生存、安全或自尊的威胁。典型发作中有一定程度的自主神经兴奋，但没有明显的发声或躯体运动。醒来时还有相关的幻觉。一旦醒来，其警觉性和定向力迅速恢复。

03.077　头部爆炸感综合征　exploding head syndrome
以夜间入睡或醒来时突然出现客观不存在的响亮声音或头部猛烈的爆炸感为特征的疾病。

03.078　睡眠相关幻觉　sleep related hallucination
入睡时或睡眠中醒来时出现的幻觉体验。

03.079　睡眠遗尿症　sleep enuresis
生理发育已经超过能够正常控制膀胱功能的年龄（5～6岁）后，睡眠期间的复发性无意识排尿。至少每周发生两次，以未保持连续6个月的睡眠期间不尿床为特征。

03.080　原发性睡眠遗尿症　primary sleep enuresis
在没有泌尿系统和神经系统疾病的情况下，始终未能建立正常的夜间控制排尿的能力，睡眠中尿液不自主流出的疾病。

03.081　继发性睡眠遗尿症　secondary sleep enuresis
曾经连续6个月不尿床，后来又开始每周至少尿床两次，持续至少3个月的遗尿。

03.082　呓语症　sleep talking
又称"梦语症""梦呓症"。睡眠中无意识地讲话、唱歌、哭笑或发出声音，清醒后本人不能回忆。可由情感应激、发热或其他类型的睡眠障碍促发。

03.06　睡眠相关运动障碍

03.083　睡眠相关运动障碍　sleep related movement disorder
一系列干扰正常睡眠和入睡的简单、无目的性刻板运动。除不宁腿综合征外，仅出现于睡眠状态下，这些周期性的躯体活动常没有复杂的目的性，且影响睡眠质量。

03.084　不宁腿综合征　restless leg syndrome，Willis-Ekbom disease
又称"下肢不宁综合征""不安腿综合征"。通常在坐姿或夜间睡眠时出现的双下肢极度不适感，促使肢体进行活动，并在活动后缓解的一种睡眠障碍。

03.085　周期性肢体运动障碍　periodic limb movement disorder
又称"睡眠肌阵挛综合征（sleep myoclonus syndrome）"。在睡眠时出现的周期性反复发作的高度刻板肢体运动所导致的睡眠障碍。且这些运动症状不能以其他睡眠障碍、神经系统疾病及精神障碍解释。

03.086　睡眠相关腿痉挛　sleep related leg cramp，charley horse
睡眠期间出现的突发下肢肌肉不自主强直收缩伴疼痛。持续数秒至数分钟可自行缓解，常累及小腿、大腿和足。

03.087 原发性睡眠相关腿痉挛 idiopathic sleep related leg cramp

与年龄相关的肌肉和肌腱缩短或下肢肌肉缺乏伸展练习导致的睡眠相关腿部肌肉痉挛。

03.088 继发性睡眠相关腿痉挛 secondary sleep related leg cramp

糖尿病、肌萎缩侧索硬化症、外周血管病、水电解质紊乱、内分泌紊乱、剧烈运动、脱水、神经肌肉疾病、肝硬化、血液透析等因素引起的睡眠相关腿部肌肉痉挛。

03.089 睡眠磨牙症 sleep related bruxism

又称"夜磨牙症"。夜间睡眠咀嚼肌节律性收缩引起的以强烈的牙齿摩擦或咬牙为特征的运动障碍。可引起牙齿咬合面磨损、头痛、颌面痛和颞下颌关节功能紊乱等。

03.090 原发性睡眠磨牙症 primary sleep related bruxism

又称"原发性夜磨牙症"。无明确病因的自发的功能失调导致的睡眠磨牙症。

03.091 继发性睡眠磨牙症 secondary sleep related bruxism

又称"继发性夜磨牙症"。与医疗或精神状况相关的，包括与药物使用或停药相关的医源性因素导致的睡眠磨牙症。

03.092 治疗所致睡眠磨牙症 treatment-induced sleep related bruxism

又称"治疗所致夜间磨牙症"。与药物及治疗相关的睡眠磨牙症。见于老年人镶牙、神经兴奋性治疗等。

03.093 睡眠相关节律性运动障碍 sleep related rhythmic movement disorder

一组儿童睡眠中多见、以刻板的节律性动作为特征的运动异常。可以累及身体任何部位。

03.094 身体摇摆型睡眠相关节律性运动障碍 body rocking type rhythmic movement disorder

一种常见的以坐着或者手和膝盖着地时摇摆整个身体为表现的睡眠相关节律运动障碍。

03.095 撞头型睡眠相关节律性运动障碍 head banging type rhythmic movement disorder

俯卧位时反复上抬头部或以整个上身用力撞击枕头，或坐位时以头枕部反复敲打床头或墙壁的睡眠相关节律运动障碍。

03.096 摇头型睡眠相关节律性运动障碍 head rolling type rhythmic movement disorder

仰卧位时头部反复从一侧转向另一侧的睡眠相关节律运动障碍。

03.097 婴儿良性睡眠肌阵挛 benign sleep myoclonus of infancy，BSMI

新生儿及婴儿在非快速眼动睡眠期累及四肢、躯干或全身的反复肌阵挛性抽动。仅在睡眠中出现，觉醒后消失。

03.098 入睡期脊髓固有束肌阵挛 propriospinal myoclonus at sleep onset

觉醒与睡眠转换期反复出现、主要累及躯干肌并沿着脊髓固有传导通路向头侧或尾侧扩散的肌阵挛。

03.099 致死性家族性失眠 fatal familial insomnia，FFI

一种常染色体显性遗传性朊蛋白疾病。为蛋白感染粒基因密码子178位或129位发生突变，成为FFI朊蛋白而致病。病理改变主要位于丘脑前腹侧核和背内侧核。有明确的家族史，发病年龄为40～60岁。早期主要表现为顽固性失眠，共济失调和认知功能障碍出现较晚，有明显的自主神经受损症状，病情进展较快。

03.100 睡眠相关癫痫 sleep related epilepsy，nocturnal seizure

一类与睡眠紧密相关的癫痫。有些主要在睡眠中发生，或是发生在睡眠–觉醒后。

03.101 夜间额叶癫痫 nocturnal frontal lobe epilepsy，NFLE

一种睡眠时发作的癫痫。睡眠时出现异常的行为（如奔跑、大声喊叫、诅咒），有些病例在睡眠和清醒期均有但发生在睡眠期的倾向大，脑电癫痫样活动在短时间内成簇出现。可见三种表现：夜间暴发性觉醒、夜间暴发性肌张力失常、阵发性游荡。

03.102 儿童良性癫痫伴中央颞区棘波 benign epilepsy of childhood with centro-temporal spike，BECT

儿童期常见的癫痫类型之一。多于5～10岁发病。大多数病例仅在睡眠中发作，并且发作稀疏，为部分性运动或者感觉发作，可能表现为面部局限性抽搐，之前常伴周围麻木感。与完全清醒相比，这种发作在昏昏欲睡状态和睡眠期更常见。常呈良性临床过程，成年期发作消失。

03.103 发作性良性癫痫伴枕叶暴发 benign epilepsy with occipital paroxysm，BEOP

以视觉症状包括黑矇、闪光、视幻觉等为特征性发作表现的癫痫综合征。可以有呕吐、头痛及头眼偏转，并可以继发复杂部分性发作和全面性发作。根据发病年龄不同分为早发型和晚发型。脑电图显示一侧或双侧枕区的癫痫样放电。睡眠是主要的诱发因素，大部分发作发生于刚刚入睡时和早晨之前数小时。

03.104 儿童枕叶癫痫 childhood occipital epilepsy

儿童伴有枕叶暴发性发作的良性癫痫。分为早发型和晚发型两种。

03.105 早发型儿童枕叶癫痫 early-onset childhood occipital epilepsy

多在8岁以前起病的儿童枕叶癫痫。4～5岁为发病高峰，发作少，1/3患儿仅有1次发作，多出现在夜间睡眠中。一般无视觉症状，以眼球强直偏斜和发作期呕吐为特征，常有持续较长时间的发作，很少伴有疼痛。

03.106 晚发型儿童枕叶癫痫 late-onset childhood occipital epilepsy

发病年龄较晚，多在8岁左右发病的儿童枕叶癫痫。常有偏头痛或发热惊厥家族史，表现为清醒时的视觉症状，发作多而频繁。30%的患儿伴有发作后头痛。

03.107 青少年肌阵挛癫痫 juvenile myoclonic epilepsy，JME

以双侧单次或反复的无节律性、上肢为主的不规则肌阵挛发作为特征，通常有全面性强直阵挛发作的一种特发性全面性癫痫。发作常出现在觉醒后不久，并且常被睡眠剥夺诱发。发作间歇期和发作期脑电图显示快速、全面性且常不规则的棘慢复合波与多棘慢波。青春期前后发病，对药物治疗反应良好。

03.108 觉醒期全面强直–阵挛性发作癫痫 epilepsy with generalized tonic-clonic seizure on awakening
又称"觉醒时大发作癫痫（epilepsy with grand mal on awakening）"。在青少年和青春期发病，以全面强直–阵挛性发作为主要形式的特发性全面性癫痫。也可有失神发作、肌阵挛发作。多在觉醒前后发作，剥夺睡眠、劳累、过量饮酒可诱发，脑电图异常发放特征为双侧性快棘慢复合波（3~5Hz）。

03.109 伦诺克斯–加斯托综合征 Lennox-Gastaut syndrome，LGS
曾称"小发作变异型癫痫"。由美国人伦诺克斯（Lennox）和法国人加斯托（Gastaut）共同命名的一种儿童癫痫性脑病。1945年伦诺克斯首先研究了这组患者癫痫发作的临床和脑电图特点，1966年加斯托进一步研究了临床特点和脑电图之间的关系。主要见于1~8岁儿童，患儿智力发育迟滞。发作形式多样并且频繁，包括强直发作、不典型失神发作、肌阵挛发作和失张力发作等多种形式。发作间期脑电图表现为慢的棘慢复合波，睡眠中可有快波节律。药物难以控制，预后差。

03.110 获得性癫痫性失语 acquired epileptic aphasia
又称"兰道–克勒夫纳综合征（Landau-Kleffner syndrome，LKS）"。临床主要表现为获得性语言功能衰退、失语，以听觉失认为特征的一种部分可逆的癫痫性脑病。儿童期发病，多伴有行为和心理障碍。约80%的病例伴有癫痫发作。脑电图以睡眠中连续出现的棘慢复合波为特征，多为双侧性，颞区占优势。病情多数在青春前期趋于缓解。

03.111 非快速眼动睡眠持续棘慢波 continuous spike waves during non-rapid eye movement sleep，CSWS
又称"睡眠期癫痫性电持续状态（electrical status epilepticus of sleep，ESES）"。在整个非快速眼动睡眠期（至少占据其85%的时间）特征性表现为持续弥漫性棘慢复合波，伴神经心理和运动损害。临床癫痫发作有时也在白天发生。

03.08 睡眠相关精神疾病

03.112 焦虑[性]障碍 anxiety disorder
又称"焦虑症"。以持续性焦虑症状作为突出特征的一类心理障碍。临床类型有惊恐症、各种恐惧症、广泛焦虑症，以及主要发生在儿童期的选择性缄默症、分离焦虑症等。

03.113 惊恐障碍 panic disorder
以反复出现的惊恐发作为原发和主要临床症状，并伴有持续担心再次发作或发生严重后果的焦虑障碍。

03.114 抑郁障碍 depressive disorder
心境障碍的一种常见类型。抑郁发作而没有任何单独的躁狂发作史。

03.115 双相障碍 bipolar disorder
心境障碍的一种常见类型。病程中既有抑郁发作，又有躁狂发作或轻躁狂状态的心境障碍，临床表现比较复杂。

03.116　睡眠相关头痛　hypnic headache
总是在睡眠中出现的钝性头痛发作。每月发作大于15次，觉醒后头痛持续时间不少于15分钟，多在50岁后首次发作。

03.117　偏头痛　migraine
反复发生并伴有多种神经系统表现的一种常见的原发性头痛。表现为反复发作的单侧或双侧搏动性头痛，并常伴有恶心、呕吐、畏声、畏光等症状，活动后加重；病因可能与遗传因素、5-羟色胺递质改变、三叉神经血管系统激活等有关。

03.118　丛集性头痛　cluster headache
曾称"睫状神经痛""组胺性头痛"。一种具有三叉自主神经性头痛特点的原发性头痛。临床表现为发生于眶、眶上、颞部的重度的严格的单侧头痛发作，每次持续15～180分钟，频率从隔日1次到每日8次，同侧可伴有结膜充血、流泪、鼻充血、流涕、前额和面部出汗、瞳孔缩小、上睑下垂、眼睑水肿等表现。大部分患者在发作时焦躁不安。

03.119　慢性发作型偏头痛　chronic parox-ysmal hemicrania
发作超过1年不缓解，或无痛缓解期小于1个月的阵发性偏头痛。偏头痛主要出现在夜间，从而导致患者痛醒，有时发作固定在快速眼动睡眠期。

03.120　睡眠相关性喉痉挛　sleep related laryngospasm
睡眠中出现的病因不明的喉痉挛症状。中年男性多见。是一种气管肌肉功能失调或气管旁软组织肿胀引起的喘鸣或气流中断的疾病，患者可以从睡眠中醒来。

03.121　睡眠相关性胃食管反流　sleep related gastroesophageal reflux
睡眠期间胃内容物反流入食管的现象。可引起呼吸急促或胃烧灼感，但也可以无症状。

03.122　睡眠相关性心肌缺血　sleep related myocardial ischemia
又称"夜间心绞痛（nocturnal angina）"。表现为在夜间，尤其是睡眠期间，心肌血液供应减少导致的心肌缺血。典型表现包括胸部压迫感或疼痛，致使患者从睡眠中醒来，可能被描述为"钳夹样"感觉。这种不适感可以传递到下颏、下颌和上肢，尤其是左上肢。

03.123　睡眠相关性高血压　sleep related hy-pertension
继发于睡眠呼吸障碍等疾病、以血压升高为主要表现的疾病。常在睡眠时或睡醒后血压升高，呈现反勺型曲线等特点。

03.124　睡眠相关内分泌疾病　sleep related endocrine disease
继发于睡眠疾病的自主神经功能失调和内分泌功能障碍。常见的睡眠障碍或睡眠呼吸障碍可减少生长激素和催乳素分泌量，可增加皮质醇和促甲状腺素的释放，性腺轴也会受到睡眠的影响。睡眠还参与糖类代谢、食欲、维持水电解质平衡的多种激素的调节。因此，激素分泌紊乱会导致代谢失调。

04. 睡眠疾病诊断学

04.01 症状与体征

04.001 失眠 hyposomnolence
尽管有充足的睡眠条件，仍持续出现睡眠启动困难、睡眠维持困难、睡眠质量下降，并伴有日间功能障碍的表现。

04.002 入睡困难 difficulty initiating sleep
又称"早段失眠"。难以正常入睡的现象。通常睡眠潜伏期≥30分钟表明存在入睡困难。

04.003 早醒 early morning awakening
又称"晚段失眠""末段失眠"。早晨醒来时间过早的现象。通常睡眠终止至少要早于所期望起床时间30分钟。

04.004 睡眠维持困难 difficulty maintaining sleep
夜间醒来再难入睡，或醒来远早于期望起床时间的现象。

04.005 拒绝就寝 bedtime refusal
在该正常就寝的时间不愿上床的主观表现。但对于按时就寝的理念是认同的。

04.006 就寝抗拒 bedtime resistance
对于在正常就寝时间应该上床的认识存在抵抗的主观表现。不认同按时就寝的理念。

04.007 就寝拖延 bedtime stalling
采用各种办法避免在正常就寝时间上床的主观表现。

04.008 卧床时间 time in bed
上床准备睡觉到醒来下床的时间。

04.009 卧床时间过多 excessive time in bed
卧床时间超出通常需要的时间，一般为8小时以上。

04.010 睡眠关联失当 inappropriate sleep association
由于对睡眠的错误认知，形成的睡眠与其他因素的关联。

04.011 习得性阻睡联想 learned sleep-preventing association
儿童对起始睡眠或醒后再入睡需要一种特殊形式刺激的现象。如摇晃、看电视、喂饲或口含奶嘴，或需要一定的环境，如明亮的房间、父母陪伴。若这些条件缺乏，则难以入睡或夜间觉醒后再入睡困难，并对夜间独自睡眠产生恐惧或焦虑。

04.012 过度警觉 hyperalertness
警觉程度较高的状态。表现为时常扫视周围环境以寻找危险的征象。在儿童及青少年阶段多见。

04.013 过度觉醒 hyperarousal
一种持续失眠状态下的觉醒。持续失眠时，躯体和大脑皮质可逐渐产生下丘脑-垂体-肾上腺轴、交感神经系统的过度激活，患者心率增快、心率变异性和基础代谢率增加，形成生理性过度唤醒。

04.014 预期性觉醒 anticipatory awakening
一种源于个体对失眠的预期焦虑导致的觉醒。失眠的"3P模型"认为，个体的易感性和先天倾向（如高唤醒特征或易焦虑）遇到诱发因素（如应激性生活事件或疾病等）会导致急性失眠。负性想法和非适应性的应对行为如对失眠的预期性焦虑将产生条件性唤醒，多次重复后即习得并维持至慢性失眠。

04.015　夜间惊恐　nighttime panic
慢性失眠患者常出现的对于夜间不能入睡的过度担忧，以至于出现对夜晚的恐惧。

04.016　境遇性失眠　situational sleep difficulty
与特定压力情境相关的失眠。常见压力源包括新的睡眠环境、情境压力、昼夜改变（轮班工作或时差）或使用咖啡因等兴奋剂。当这种情境过去后，睡眠可恢复正常。

04.017　主客观睡眠不一致　subjective-objective sleep discrepancy
又称"睡眠感知错误"。由于对睡眠感知存在障碍，表现为客观睡眠质量均正常，但主观存在失眠感受的现象。

04.018　习惯性浅睡者　habitual light sleeper
长期睡眠较浅的人。通常与基因有一定的相关性。

04.019　睡眠不实　difficulty with sleep consolidation
主观感受睡眠较浅、深睡眠不足的现象。通常与失眠或其他睡眠障碍相关。

04.020　非恢复性睡眠　nonrestorative sleep
正常睡眠后可获得精力、体力的恢复，疾病情况下尽管前一晚的睡眠时间基本正常，但次日仍有疲劳、思睡等睡眠不足的主观体验。

04.021　无清爽感睡眠　unrefresh sleep
醒后没有明显得到体力和精力恢复感的睡眠。常无入睡困难和维持困难。

04.022　夜间睡眠不足　insufficient amounts of nocturnal sleep
由夜间睡眠时间过短、质量不佳等导致次日精力、体力不佳甚至犯困的现象。

04.023　睡眠剥夺　sleep deprivation
各种原因导致的睡眠减少或缺失。能够干扰人体的正常生理功能，甚至诱发疾病状态。多指由于被动原因强迫不能完成足够的睡眠时长。

04.024　选择性睡眠剥夺　selected sleep deprivation
在睡眠过程中，减少一个或多个睡眠时相，尽可能不影响总睡眠时间和其他睡眠时相的操作。分为快速眼动睡眠剥夺和非快速眼动睡眠剥夺。

04.025　睡眠减少　sleep loss
睡眠时长比正常睡眠短，可能影响睡眠恢复功能的现象。

04.026　疲劳　fatigue
一种主观不适感觉。躯体感觉虚弱或无力，失去其完成原来所从事的正常活动或工作能力。

04.027　思睡　sleepiness
主观感觉困倦，产生入睡愿望的状态。

04.028　困倦　drowsiness
表现为强烈的睡眠欲望，昏昏欲睡的状态。可以是入睡前的常见状态，或者为昼夜节律紊乱引起的状况，也可能是其他疾病的症状，可能伴随精神萎靡、虚弱及思维不敏捷等症状出现。

04.029　嗜睡　hypersomnia, hypersomnolence
又称"睡眠增多"。渴睡的表现，特别是继发于疾病的强烈入睡愿望。

04.030 无意识睡眠发作 unintended sleep episode
主要表现为白天有不可抗拒的短暂睡眠发作，常在起床后3～4小时发生，发作时虽力求保持清醒，但不能自制，很快即进入睡眠状态。睡眠一般持续数分钟，每日可发作多次。发作不择时间、地点及活动情况。虽然睡眠发作常在环境单调的令正常人也会入睡的情况下发生，但也可以发生在具有危险性的情况下（如驾车、横穿马路、高空危险作业等）。醒后感到精力充沛、头脑清楚，如果阻止其入睡则烦躁易怒。可在醒后数分钟又突然入睡。

04.031 猝倒 cataplexy
在强烈的情感刺激下诱发的躯体肌张力突然丧失的现象。表现为突然跌倒，轻微的仅表现为头部下垂、言语含糊、上睑下垂等，通常持续数秒缓解。常见于发作性睡病，抗抑郁药可减少猝倒发作。

04.032 猝倒持续状态 status cataplecticus
在没有情绪触发的情况下，猝倒发作持续时间长、程度重的状态。是发作性睡病的罕见表现。可达数小时，可见于突然停用抗猝倒药物引起的"反跳"现象。

04.033 猝倒面容 cataplectic face
一种患有发作性睡病伴猝倒的儿童发病时不寻常的面部特征。典型表现包括重复张口、舌突出、上睑下垂和面部表情不自然。多由情绪激动诱发。

04.034 上睑下垂 ptosis
由上睑提肌或米勒肌功能减弱或消失引起，导致上睑部分或全部下垂的现象。表现为睑裂小和上睑皱褶（双眼皮）消失。

04.035 入睡幻觉 hypnagogic hallucination
患者从觉醒向睡眠转换时出现的生动的且常是不愉快的感觉性体验。这些幻觉极为生动，有时区分梦境和现实状态十分困难。通常持续时间短暂，偶有延长。

04.036 复杂性夜间幻视 complex nocturnal visual hallucination
一种在醒来后发生，随着光线的增加而消失的幻视。可以为生动、无声、扭曲的人和动物的幻视。

04.037 睡瘫[症] sleep paralysis
又称"睡眠麻痹"，俗称"鬼压床"。一种有意识但无法移动的状态。通常发生在刚入睡或将醒未醒时，觉得自己已醒过来，可以听见周围的声音及看到周围的景象，但是身体却动弹不得，也发不出声音，有时还会合并幻觉。持续数秒至数分钟。也可能感到压力或窒息感。

04.038 醒前睡瘫 hypnopompic paralysis
在醒来时发生，有意识但无法移动身体的睡瘫。

04.039 睡眠前睡瘫 fall asleep paralysis
在入睡时发生，有意识但无法移动身体的睡瘫。

04.040 睡眠宿醉 sleep drunkenness
又称"严重睡眠惯性"。个体从睡眠中觉醒但意识没有清醒的现象。在这种情况下，个体在时间和地点上混淆并且可能伴随敌对或暴力行为。

04.041 梦样体验 dream-like mentation
发生梦游或夜惊时出现的似梦境的感觉。对梦中场景、细节或其生动性可以回忆。

04.042 梦境演绎 dream enactment
做梦时，将生动梦境用实际动作表现出来，

在睡眠中出现手舞足蹈、拳打脚踢的现象。是快速眼动睡眠期行为障碍的特征性症状。

04.043 梦样意识状态 oneirism
在清醒时产生梦一样的经历和幻觉的异常意识状态。

04.044 肌张力增高 increased muscle tone, hypermyotonia
快速眼动睡眠行为障碍的患者在快速眼动睡眠期出现肌张力失弛缓的现象。是快速眼动睡眠期行为障碍的特征性多导睡眠图表现。

04.045 肌张力低下 muscle hypotonia, hypomyotonia
各种原因引起的肌肉收缩功能低于正常的症状。

04.046 肌阵挛 myoclonus
肌肉短暂、不自主地抽搐。通常由突然的肌肉收缩或短暂的错误收缩引起。

04.047 肌[纤维]颤搐 myokymia
一块或一群肌肉在休止状态下呈现的肉眼可见的小幅度、小范围、缓慢、持续、不规则的波动性颤动。

04.048 异态睡眠性假性自杀 parasomnia pseudosuicide
睡眠期间产生的复杂行为可能导致的死亡。可能被错误地视为自杀。

04.049 无意识进食 involuntary eating
一种与睡眠有关的进食障碍。涉及在睡眠状态下频繁发生失控的进食行为，在准备食物或进食时，患者可能部分知道或完全不知道自己的行为，第二天早上很少或根本没有对这些行为的记忆。

04.050 睡眠相关发声 sleep related vocalization
夜间睡眠中出现的发声现象。主要包括梦呓及夜间呻吟。

04.051 梦呓 somniloquy
睡眠中出现的无意识发声。可发生在非快速眼动睡眠期或快速眼动睡眠期。

04.052 睡眠呻吟 sleep groaning
睡眠中深吸气后在缓慢延长的呼气相发生的单调的哼哼声。多在快速眼动睡眠期出现，是睡眠呼吸疾病的一种。

04.053 意识性体验 conscious experience
在缺乏外界信息输入的情况下，由脑的化学或电刺激诱发的体验。属于非外在知觉引发的体验。

04.054 心境紊乱 mood disturbance
一种易怒、脾气暴躁、敏感的精神病理状态。睡眠和情绪是紧密相连的，睡眠不足会引起烦躁和压力，焦虑和抑郁也可导致睡眠困难。

04.055 心境低落 decreased mood
基础心境异常消沉，难以体验到快乐、意趣和意义的一种精神病理状态。可伴有无望、自责、无助等负性体验，感觉时间变慢，处理普通事情都变得困难。严重时可出现精神活动变慢的体征。

04.056 意识模糊 confusion
一种不能识别时间、地点和人物的定向障碍状态。意识水平轻度下降，较嗜睡深的一种意识障碍。患者能保持简单的精神活动，但对时间、地点、人物的定向能力发生障碍。

04.057　抑郁　depression
以显著而持久的心境低落为特征的一种心境障碍。是心境障碍的主要类型。伴有思维、意志活动及生理活动的程度不同但广泛受抑制的表现。

04.058　焦虑　anxiety
对未来或可能的风险过分担心和害怕的情绪状态。通常伴有交感自主神经系统活动增强的表现。

04.059　恐惧　fear
一种以高度紧张害怕为基调的强烈焦虑体验。多数情况下由某种对个体而言强烈的外界刺激诱发，但也有缺乏明确外界刺激的自发发作。

04.060　警觉性下降　vigilance deficit
继发于睡眠疾病，维持注意和警觉的能力降低的表现。例如，睡眠呼吸暂停引发睡眠结构紊乱，可导致白天对外界刺激因素的不敏感、不警觉。

04.061　易激惹　irritability
一种不适当反应过度的精神病理状态。包括烦恼、急躁或愤怒。可见于疲劳状态或慢性疼痛，缺乏睡眠或睡眠不足可以是诱因。

04.062　负面预期　negative expectation
睡眠障碍患者在睡前消极的想法。是一种消极甚至不符合现实的思维模式，如"我必须服用安眠药才睡得着"。

04.063　躁狂　mania
一种协调性兴奋的情绪状态。以情绪明显高涨、兴奋为基调的心境，在此基础上个体表现出言语、行为动作增多，一般思维、情绪和行为是协调的，可以被他人理解。

04.064　轻躁狂　hypomania
一种以持续轻度心境高涨，精力和活动增加，常有显著的幸福感，并觉得身体和精神富有效率为特征的精神障碍。常存在社交活动增多、话多、过分亲密、性功能增强及睡眠需要减少，但尚未达到严重扰乱工作或被社会拒绝的程度。心境和行为的紊乱不伴有幻觉或妄想。

04.065　行为障碍　behavior disorder
各种心理过程障碍对个体健康或他人造成不良后果或可能导致不良后果的行为。通常按其表现分为精神运动性兴奋与精神运动性抑制两大类。

04.066　人格障碍　personality disorder
内心体验和行为模式明显偏离所处的社会文化环境，社会功能受损，但往往不能自我认识的异常人格模式。

04.067　呼吸困难　dyspnea
主观上感到换气不足、呼吸费力的现象。客观表现为呼吸运动用力，重者鼻翼扇动、张口耸肩，呼吸辅助肌也参与活动，或伴有呼吸频率、深度与节律的异常。

04.068　憋醒　dyspnea on awakening
睡眠时自觉呼吸困难而从睡眠中醒来的现象。

04.069　旁证呼吸暂停　witnessed apnea
他人目击患者出现的呼吸暂停。可表现为手指或唇部青紫，气哽或窒息感，发作性憋气，大量出汗，睡眠时腿脚抽动。

04.070　晨起头痛　morning headache
与夜间睡眠呼吸紊乱相关的早晨醒来后头痛。

04.071　晨起口干　dry mouth in morning
由夜间睡眠呼吸紊乱、张口呼吸导致早晨醒

来后口腔干燥。

04.072 勃起功能障碍 erectile dysfunction, ED
阴茎持续不能达到和（或）维持足够勃起以
获得满意性生活的状态。主要病因有心理
性、器质性和混合性。

04.073 打鼾 snore
俗称"打呼噜"。由于睡眠时上气道变窄，
气流通过时振动上气道周围组织发出噪声
的现象。

04.074 间歇性打鼾 intermittent snoring
一段时间偶尔出现的打鼾现象。只在几天或
夜间的某些时间段发生。

04.075 习惯性打鼾 habitual snoring
几乎每晚都出现的打鼾现象。多持续整夜。

04.076 夜间出汗 nocturnal diaphoresis
睡眠中出汗，以入睡后汗出、醒后汗止为特
征的一种症状。

04.077 睡眠呛咳 choking during sleep
睡眠过程中突发呼吸不畅，有窒息感，常因
剧烈呛咳而惊醒的一种症状。可伴发血氧饱
和度下降和微觉醒，常见于阻塞性睡眠呼吸
暂停低通气综合征。

04.078 睡眠喘息 gasping during sleep
睡眠中出现的气喘症状。不能平卧，被迫坐
起呼吸并咳嗽，喘息急促。

04.079 夜间喉鸣 nocturnal stridor
夜间睡眠状态下发出喉鸣的症状。音调高，
常见于多系统萎缩患者。

04.080 认知损害 cognitive impairment
各种病因导致的大脑高级功能损害。表现为

记忆障碍、计算力下降、思维判断障碍、空
间定向力损害、言语功能受损等。

04.081 生长发育迟滞 developmental delay
又称"发育延迟"。在生长发育过程中出现
速度放慢或顺序异常，未能达到按照个体的
年龄一般能够达到的预期发育水平的发育
障碍现象。

04.082 超重 overweight
介于正常和肥胖间的身体状态。通常以体重
指数（BMI）作为判断标准：24.0～27.9kg/m²
为超重。

04.083 脂肪增多 adiposity
在皮下、软组织间隙等正常脂肪组织储存处
出现过量脂肪沉积的现象。

04.084 肥胖 obesity
以体内脂肪细胞的体积和细胞数增加致体脂
占体重的百分比异常增高并在某些局部过多
沉积脂肪为特点的现象。通常用体重指数
（BMI）作为判断标准：≥28.0kg/m²为肥胖。

04.085 向心性肥胖 central obesity
又称"中心性肥胖"。身体脂肪分布以躯干
尤其腹部为主的肥胖。表现为腰围增加，男
性腰臀比超过0.9或女性腰臀比超过0.8。

04.086 下颌后缩 retrognathia, mandibular retrognathism
各种原因所致的下颌骨发育异常。可为先天
性或后天性，表现为面部下1/3明显发育过
小、后缩。

04.087 小颌畸形缺陷 mandibular micrognathia deformity
下颌骨体部发育不全所引起的畸形。临床上
表现为小颏或无颏。

04.088 上颌发育不全 maxillary hypoplasia, maxillary constriction
上颌骨体积较正常值小的现象。可在长、宽、高三个维度上减小，一般呈现凹面型。

04.089 下颌高陡 steep mandible
又称"下颌平面过陡"。下颌平面过陡的现象。面高度特别是前下面高度增加。

04.090 巨舌 macroglossia
各种原因引起舌体增生或水肿，造成体积异常增加的现象。

04.091 鼻梁凹陷 depressed nasal bridge
又称"鼻梁下塌""鼻柱压低"。外鼻上部骨性结构低平的现象。常为某些遗传缺陷综合征的体征。

04.092 鼻中隔偏曲 nasal septal deviation
又称"鼻中隔偏斜"。鼻中隔的上下或前后径偏离矢状面，向一侧或两侧弯曲，或鼻中隔一侧或两侧局部突起的现象。引起鼻腔、鼻旁窦功能障碍并产生症状。

04.093 鼻甲肥大 turbinate hypertrophy, nasal concha hypertrophy
感染性疾病或过敏等原因导致鼻甲的体积增大。可以引起通气受阻或功能障碍，表现为通气不畅、流涕等。可加重打鼾。

04.094 变应性鼻炎 allergic rhinitis
又称"过敏性鼻炎"。发生于鼻黏膜的由IgE介导，以发作性喷嚏、鼻溢、鼻塞、鼻痒等为典型临床症状的变态反应性疾病。

04.095 鼻塞 nasal obstruction
由鼻腔黏膜充血水肿造成的鼻腔通气障碍，从而导致鼻阻塞的临床表现。

04.096 鼻息肉 nasal polyp
赘生于鼻腔或鼻旁窦黏膜上的突出于鼻腔黏膜表面的增生组织团块。可导致通气不足。

04.097 腺样体肥大 adenoid hypertrophy
又称"咽扁桃体增生"。位于鼻咽穹隆底部的腺样体因炎症反复刺激而发生病理性增生，并引起相应症状的疾病。儿童腺样体肥大常属生理性，婴儿出生时鼻咽部即有淋巴组织，并随年龄增长而增生，3～6岁时即达顶峰，后逐渐退化，若影响全身健康或邻近器官，则为病理性肥大。

04.098 腺样体面容 adenoid face
儿童腺样体肥大时，由于鼻塞和长期用口呼吸而出现的异常面容。会出现硬腭变形高拱、上唇短厚翘起、下颌骨后缩后旋、鼻唇沟消失、上切牙突出、咬合不良等。

04.099 腭垂过长 elongated uvula
腭垂超出正常大小的病理现象。与舌面接触且有症状或造成病理损害，可能产生打鼾、呼吸受阻等症状。

04.100 扁桃体肥大 tonsils hypertrophy
又称"腭扁桃体增生"。位于舌后区域的扁桃体淋巴组织因炎症反复刺激而发生病理性增生，并引起相应病症的现象。若影响全身健康或邻近器官，则为病理性肥大。

04.101 胸腹矛盾运动 paradoxical thoraco-abdominal motion
呼吸时胸部和腹部的运动呈矛盾状态，即吸气时胸廓向外运动、腹壁向内塌陷的现象。

04.102 颈过伸 excessive neck extension
颏部抬起，枕部尽量贴近后背的姿势。该姿势有助于上呼吸道开放。

04.103　软腭低垂　low soft palate egde
由于肿大等导致软腭边缘下降的病理表现。张口正面观可能看不到软腭边缘，侧方X线片可观察到软腭肥厚或绵延向下。是引起睡眠呼吸暂停患者口咽部狭窄的重要原因。

04.104　舌后坠　glossoptosis
又称"舌根后坠（lingual base falling backward）"。舌体因肥胖或仰卧姿势向咽腔后移的病理表现。可导致通气欠佳。是引起睡眠呼吸暂停患者口咽部狭窄的重要原因。

04.105　腭盖高拱　high and deep palatal vault
由于口呼吸等，舌体伴随下颌向下改变位置，上腭缺乏舌体的功能刺激，变得窄而高拱的现象。

04.106　舌系带过短　short lingual frenulum，
　　　　　ankyloglossum
先天发育不良导致的舌系带短缩。影响舌的前上方运动，伸舌时可表现出舌尖"V"形缺隙，严重者对发音功能和上气道发育有不良影响。

04.107　体重指数　body mass index，BMI
又称"体质[量]指数"。体重千克数除以身高米数平方得出的数值。1835年由凯特尔（Quetelet）提出。用于量化身高和体重之间的关系。是国际上常用的衡量人体胖瘦程度

及是否健康的一种量化指标。

04.108　颈围　neck circumference，neck girth
经喉结或喉结下方的颈部水平围长。是反映肥胖程度的指标。

04.109　腰围　waist circumference
经脐点水平面的腰部围长。世界卫生组织推荐采用最低肋骨下缘与髂嵴最高点连线的中点作为测量点，被测者取直立位在平静呼气状态下，用软尺水平环绕于测量部位，松紧应适度，测量过程中避免吸气，并应保持软尺各部分处于水平位置所测得的值。

04.110　马兰帕蒂分级　Mallampati classification
根据用力张口所能观察到的咽部结构，确定麻醉插管难度的一种分级方法。共分四级，也可以反映咽部肥胖的程度。

04.111　弗里德曼分级　Friedman classification
根据用力张口所能观察到的咽部结构，判定舌体、腭扁桃体的增大程度及肥胖程度的分级方法。

04.112　腰臀比　waist-hip ratio
腰围和臀围的比值。用以判定向心性肥胖的指标。

04.02　多导睡眠监测技术

04.113　多导睡眠图　polysomnogram
通过同步监测脑电图、肌电图、眼动电图、口鼻气流、胸腹呼吸运动、血氧饱和度、心电图、鼾声等多项参数，分析睡眠结构及其相关生理、行为变化的检测技术。是诊断睡眠障碍的重要方法。

04.114　多导睡眠监测仪　polysomnograph
采集、记录和分析睡眠期间多项生理参数和病理事件的仪器。

04.115　诊断性睡眠监测　diagnostic sleep study

以诊断或排除睡眠疾病为目的的多导睡眠监测技术。

04.116　压力滴定睡眠监测　titration sleep study
以调整无创正压通气压力，确定维持上气道开放所需最适压力为目的的多导睡眠监测技术。

04.117　分段多导睡眠监测　split-night polysomnography
又称"分夜多导睡眠监测"。前半夜应用多导睡眠监测进行诊断，后半夜在多导睡眠监测下实施人工压力滴定的技术。

04.118　模拟式多导睡眠监测　analogue polysomnography
基于模拟信号放大技术、采用走纸形式记录生物数据的多导睡眠监测。

04.119　数字式多导睡眠监测　digital polysomnography
基于数字技术实现数据采集、处理、显示和存储的多导睡眠监测。

04.120　注册多导睡眠监测技师　registered polysomnographic technologist, RPSGT
通过注册多导睡眠技师协会（BRPT）多导睡眠技师认证考试的睡眠监测技术人员。

04.121　[实验室]首夜效应　first night effect
患者首次在睡眠实验室进行多导睡眠监测时出现入睡困难和（或）睡眠维持困难，导致睡眠潜伏时间延长和睡眠效率降低的现象。

04.122　逆首夜效应　reverse first night effect
某些患者首次在睡眠实验室进行多导睡眠监测时比在家中睡眠更好的现象。

04.123　数据采集系统　data acquisition system
将睡眠过程的数据加以采集、处理、记录并显示的系统。通常将模拟信号转换为数字信号进行处理。包括传感器、信号调节电路和模数转换器。

04.124　生物电信号　bioelectric signal
生物电活动所产生的、在体表可采集记录的电位变化。包括脑电图、眼动电图、肌电图和心电图。

04.125　鼻气流　nasal airflow
睡眠监测中应用压力传感器或温度传感器记录的通过鼻吸入或呼出的气流。

04.126　体位　body position
睡眠监测中应用体位传感器或视频记录的身体相对于床面的位置。如平卧位、左侧卧位、右侧卧位、俯卧位和坐位。

04.127　胸部运动　chest movement
睡眠监测中应用胸带记录呼吸时胸部的起伏活动。

04.128　腹部运动　abdomen movement
睡眠监测中应用腹带监测腹部的起伏活动。反映膈肌舒张、收缩功能。

04.129　[睡眠监测]导联　derivation
又称"[睡眠监测]通道（channel）"。实现睡眠监测过程中传感器采集的某一信号经放大器整合并显示记录数据的整个系统。

04.130　参考导联　referential derivation
由一个探测电极和一个参考电极组成的导联。如脑电图C4～M1导联。

04.131　双极导联　bipolar derivation
由两个探测电极组成并彼此互为参考的导

联。如胫骨前肌肌电导联。

04.132　[睡眠监测]蒙太奇　montage
睡眠监测中所选择的不同记录导联和通道的排列组合。

04.133　[睡眠监测]传感器　transducer
在睡眠监测中将一种生物物理信号转换成另一形式的输出信号的装置。如压力或温度转换为电信号。

04.134　鼻压力传感器　nasal pressure transducer
睡眠监测中监测鼻气流压力变化并转换成输出信号的传感器。

04.135　口鼻气流温度传感器　oronasal thermal flow sensor
睡眠监测中监测口鼻气流温度变化并转换成输出信号的传感器。包括热敏、热电偶和聚偏氟乙烯气流传感器。

04.136　热敏传感器　thermoelectric sensor
全称"热敏电阻传感器"。睡眠监测中应用热敏电阻原理监测呼吸气流温度变化的传感器。

04.137　热电偶传感器　thermocouple sensor
睡眠监测中应用热电偶原理监测呼吸气流温度变化的传感器。

04.138　聚偏氟乙烯传感器　polyvinylidene fluoride sensor，PVDF sensor
睡眠监测中应用聚偏氟乙烯监测呼吸气流温度变化的传感器。还可以置于胸膜带中感受张力变化。

04.139　呼吸测量带　respiratory belt
睡眠监测中监测胸腹呼吸运动的环带式传感器。

04.140　压电传感器　piezoelectric sensor
睡眠监测中应用压电效应监测呼吸运动变化的传感器。

04.141　鼾声传感器　snore sensor
睡眠监测中监测鼾声的传感器。通常包括声音传感器、压电传感器和鼻压力传感器。

04.142　体位传感器　body position sensor
睡眠监测中监测体位变化的传感器。

04.143　[睡眠监测]电极盒　jack-box
又称"头盒（head box）"。睡眠监测中的电极板。

04.144　电极　electrode
由导电金属电极杯和绝缘导线构成的采集生物电信号的导电元件。置于皮肤或头皮，连接至电极盒。在神经电生理检查中用于接收电信号或施加电刺激的装置。如肌电图检查中的探测电极、刺激电极、接地电极等。

04.145　备用电极　backup electrode
睡眠监测中，推荐电极出现故障时，采集相应生物电信号的替代电极。

04.146　双极电极　bipolar electrode
双极导联中两个既记录生物电信号又互为参考的电极。

04.147　探测电极　exploring electrode
又称"记录电极（recording electrode）"。置于生物电活跃部位，记录特定区域生物电信号的电极。在记录电活动时需要两个电极，其中接近电位发生源的电极称为作用电极，远离电位发生源的电极称为参考电极。

04.148　参考电极　referential electrode
置于生物电相对静止部位，理论上为零电

位，为探测电极作参考的电极。包括乳突参考电极、耳垂参考电极和平均参考电极。理论上为没有任何脑电和其他生物电活动的零电位电极。在记录动作电位的一对电极中，一般为距离所要记录的电活动起源较远的电极。

04.149　接地点　ground，patient ground
多导睡眠监测中测量所有其他电极电压差的共同参考电位点。

04.150　放大器　amplifier
多导睡眠监测系统中放大输入信号强度的电子装置。

04.151　差分放大器　differential amplifier
多导睡眠监测系统中放大两个输入电压差值的放大器。

04.152　直流放大器　direct current amplifier
多导睡眠监测系统中只装有高频滤波器而无低频滤波器，只能处理低频生物信号（如呼吸气流、血氧饱和度和食管压等）的放大器。

04.153　交流放大器　alternating current amplifier
多导睡眠监测系统中装有高频滤波器和低频滤波器，可处理高频生物电信号（如脑电图、眼动电图、肌电图和心电图）的放大器。

04.154　滤波器　filter
多导睡眠监测系统限定信号中特定频率成分通过，从而衰减或抑制其他频率成分（杂音信号）通过的装置。

04.155　低频滤波　low-frequency filter
又称"高通滤波（high-pass filter）"。放大器中抑制、减弱设置频率以下的低频信号而使高频信号正常通过的滤波方式。多导睡眠监测

中脑电图和眼动电图的低频滤波为0.3Hz。

04.156　高频滤波　high-frequency filter
又称"低通滤波（low-pass filter）"。放大器中抑制、减弱设置频率以上的高频信号而使低频信号正常通过的滤波方式。多导睡眠监测中脑电图和眼动电图的高频滤波为35Hz。

04.157　陷波滤波　notch filter
又称"线路滤波""工频滤波"。多导睡眠监测时，放大器中消除60Hz（国内为50Hz）交流电干扰的滤波方式。

04.158　模数转换　analog-to-digital conversion，A-to-D conversion
睡眠监测中将模拟信号转换为数字信号的处理过程。

04.159　模数转换器　analog digital converter
多导睡眠监测中，将模拟信号转换为数字信号的装置。

04.160　共模抑制　common mode rejection
多导睡眠监测中，差分放大器抑制同相信号的特性。

04.161　数字分辨率　digital resolution
在多导睡眠监测系统中脑电波最大偏转范围内对电压变化的最小垂直分辨能力。单位为比特。

04.162　[信号记录]敏感度　digital sensitivity
多导睡眠监测模拟记录中使记录笔移动一定距离所需的电压值，或数字记录中输入信号电压与输出信号波幅之比。单位为微伏/毫米（μV/mm）或毫伏/厘米（mV/cm）。

04.163　[信号]增益　gain
多导睡眠监测系统中输出信号波幅和输入

信号电压之比。单位为倍数。

04.164　[通道]阻抗　impedance，resistance
多导睡眠监测时，形成导联通道的材料或物质对电流的阻碍能力。

04.165　电极阻抗　electrode impedance
多导睡眠监测系统中电极对电流的抵抗阻碍能力。是评价电极与皮肤或头皮之间接触程度的指标。单位为千欧（kΩ）。

04.166　[信号]带宽　band width
又称"信号记录带宽"。多导睡眠监测系统中特定信号最高频率到最低频率的范围。单位为赫兹（Hz）。

04.167　[信号]采样速率　sampling rate
多导睡眠监测系统每秒从连续信号中采集记录并组成信号的样本个数。单位为赫兹（Hz）。

04.168　时间常数　time constant
多导睡眠监测时，放大器使波形衰减或递增的参数。通常为衰减时间常数。

04.169　衰减时间常数　decay time constant
多导睡眠监测时，定标方波从峰值下降至最大波幅的37%所需的时间。与低频滤波对波形的影响相反。单位为秒（s）。

04.170　递增时间常数　rise time constant
多导睡眠监测时，定标方波从零电位上升至最大波幅的63%所需的时间。单位为秒（s）。

04.171　机械定标　machine calibration，calibration
多导睡眠监测时，验证放大器和信号采集系统是否正常的操作过程。

04.172　生物定标　biocalibration，physiolo-gical calibration
多导睡眠监测时，指导受试者根据标准指令做出相应动作并记录模拟信号、确定基线数据的操作过程。

04.173　睡眠分期　sleep staging
整夜多导睡眠监测时，通过脑电图、眼动电图和下颌肌电图分析判读，将睡眠区分为清醒（W期）或睡眠（N1、N2、N3或R期）的操作过程。

04.174　自动判读　automated scoring
由多导睡眠监测自动分析软件判读多导睡眠监测数据的技术和过程。

04.175　人工判读　manual scoring
睡眠医学技术人员根据《美国睡眠医学会睡眠及其相关事件判读手册》的标准判读分析多导睡眠监测数据的技术和过程。

04.176　帧　epoch
多导睡眠监测中判读睡眠分期和相关事件时在计算机屏幕上所显示的时间窗长度。睡眠分期以30秒为一帧。

04.177　脑电图　electroencephalogram
多导睡眠监测中通过头皮表面电极记录到的脑部神经元自发性生物电活动的曲线图。是检测脑部神经元生物电活动的技术。

04.178　国际 10-20 脑电极安置系统　inter-national 10-20 system of electrode placement
脑电图和多导睡眠监测中根据大脑部位和以头部解剖标志之间距离的10%或20%为间距安置脑电电极的命名系统。如F3和F4分别为左额区和右额区电极。

04.179　峰　peak

多导睡眠监测中，所记录的波形开始下降前所达到的最高点。

04.180　谷　trough
多导睡眠监测中，所记录的波形开始上升前所达到的最低点。

04.181　周期　cycle
一个波从开始到结束的时间。多导睡眠监测中一些生物信号以连续变化的波形表现。测量波的任一点至下一波的相应点。单位为毫秒（ms）或秒（s）。

04.182　基线　baseline
多导睡眠监测中一些生物信号以连续变化的波形表现，其中通过波中央的水平线或受试者在正常平静无干扰状态下波的基础水平。

04.183　[信号]频率　frequency
多导睡眠监测中一些生物信号以连续变化的波形表现，其中1秒内相似波重复出现的次数。计数1秒内的波峰或波谷数。单位为赫兹（Hz）。

04.184　[信号]持续时间　duration
多导睡眠监测中一些生物信号以连续变化的波形表现，其中一个完整周期持续的时间。测量一个波谷至下一个波谷的时间。单位为秒（s）。

04.185　峰-峰波幅　peak-to-peak amplitude
多导睡眠监测中一些生物信号以连续变化的波形表现，其中一个波的垂直高度。代表任意两个电极之间的电压差，测量从波谷至波峰的垂直距离。单位为微伏（μV）。

04.186　波形　waveform
多导睡眠监测中，两个探测电极间的电位差

随时间变化而形成的形态。如脑电波的双相波、正弦波等。

04.187　[优势脑电波]采集区　distribution
多导睡眠监测中，脑电波波幅最高的头皮区域。通常也是神经元生物电最强的部位。

04.188　[信号]衰减　attenuation
多导睡眠监测中，脑电波波幅逐渐减低的现象。

04.189　同相偏转　in-phase deflection
多导睡眠监测中，同一时间点两个不同部位的波时相一致，时相差等于零，即波峰或波谷方向相同的现象。

04.190　异相偏转　out-of-phase deflection
多导睡眠监测中，同一时间点两个不同部位的波时相不一致，时相差不等于零的现象。90°时相差时两波相差1/4个周期，180°时相差时波峰或波谷方向相反。

04.191　α波　alpha wave
多导睡眠监测中，频率为8～13Hz的脑电波。是脑电波的基本波形之一，在枕叶及顶叶后部记录时最为明显。在清醒、安静、闭目时出现。

04.192　α节律　alpha rhythm
多导睡眠监测中，清醒闭眼时在枕区记录的8～13Hz连续正弦脑电波节律。睁眼时波幅衰减。

04.193　β波　beta wave
多导睡眠监测中，频率＞13Hz的脑电波。是脑电波的基本波形之一。清醒期努力集中注意力时出现。

04.194　β节律　beta rhythm

多导睡眠监测中，频率为13～30Hz的脑电波形成的节律。主要见于清醒期有一定紧张性的脑功能活动状态时。

04.195 β 活动 beta activity
多导睡眠监测中，清醒睁眼时记录的频率＞13Hz的脑电波。反映活跃的清醒状态。

04.196 θ 波 theta wave
多导睡眠监测中，频率为4～7.99Hz的脑电波。是脑电波的基本波形之一。困倦时可见，一般表示中枢神经系统进入抑制状态。

04.197 海马 θ 节律 hippocampal theta rhythm
动物实验中采用深部电极在海马角区域神经细胞、齿状回和内嗅皮质神经细胞记录到的频率为4～7.99Hz的θ节律。

04.198 δ 波 delta wave
多导睡眠监测中，频率为0～3.99Hz的脑电波。是脑电波的基本波形之一。δ波为优势脑波时，代表深度熟睡，无意识状态。

04.199 δ 频率 delta frequency
多导睡眠监测中，由0～3.99Hz的脑电波组成的脑电波节律。一般表示进入无梦深睡阶段。

04.200 慢波 slow wave
多导睡眠监测中，额区导联（F4～M1 或 F3～M2）记录到的频率为0.5～2.0Hz、峰峰波幅＞75μV的脑电波。

04.201 脑桥-膝状体-枕区波 pontogeniculo-occipital wave，PGO wave
针状电极记录的起源于脑桥，经外侧膝状体传导至枕区的活动脑电波。往往与快速眼动及R期的时相活动同时出现。

04.202 低波幅混合频率脑电活动 low-amplitude mixed-frequency electroencephalogram activity
多导睡眠监测中，主要频率为4～7Hz的低波幅脑电波。

04.203 顶尖波 vertex sharp wave
又称"V波"。多导睡眠监测的脑电波最大波幅在中央区，突现于背景波上，持续时间＜0.5秒（测量波底）的尖形波。最常见于清醒向N1期转换期间，也可见于N1期或N2期。

04.204 K 复合波 K complex
多导睡眠监测中，清晰负相尖波之后紧随正相波的一组波形。突现于背景脑电波上，持续时间≥0.5秒，通常额区导联波幅最高。

04.205 觉醒相关 K 复合波 K complex associated with arousal
多导睡眠监测中，觉醒与K复合波同时出现，或K复合波结束与觉醒开始1秒内出现的脑电复合波。

04.206 睡眠梭形波 sleep spindle
又称"睡眠纺锤波"。多导睡眠监测中，频率为11～16Hz（通常为12～14Hz）、持续时间≥0.5秒的一组明显可辨的连续正弦脑电复合波。通常中央导联波幅最高。

04.207 锯齿波 sawtooth wave
多导睡眠监测中，2～6Hz尖锐或三角形脑电波连续形成的锯齿状波形。中央区波幅最高，通常出现于快速眼动之前。

04.208 后部优势节律 posterior dominant rhythm，PDR
闭眼放松清醒时枕区出现占优势活跃的脑电节律。婴幼儿时频率较慢，睁眼或注意力集中时衰减。最早见于出生后3～4月龄，频率为3.5～4.5Hz；5～6月龄时频率为5～6Hz；3岁时频率为7.5～9.5Hz，通常波幅＞50μV。在大龄儿童和成人中经常被称为α节律。

04.209　[入]睡前超同步化　hypnagogic hypersynchrony，HH
多导睡眠监测的脑电图中，阵发或弥漫出现的高波幅正弦波。波幅为75～350μV，频率为3～4.5Hz，突然开始，通常广泛分布，但通常在中央区、额区和额中央区最明显，可见于N1期和N2期。

04.210　高电压慢波　high voltage slow wave，HVS
多导睡眠监测的脑电图中，连续同步对称出现的高电压（100～150μV）、1～3Hz的δ波。通常在枕区或中央区最明显。

04.211　混合波　mixed wave
多导睡眠监测的脑电图中，由高电压慢波和低电压混合节律波混合后出现的无周期性、波幅低于高电压慢波的脑电波。

04.212　交替波　trace alternant，TA
多导睡眠监测的脑电图中，通常仅见于足月儿N期，双侧对称同步交替出现至少3次，高电压（50～150μV）、1～3Hz、持续3～8秒的δ波，与低电压（25～50μV）、4～7Hz、持续4～12秒的θ波。

04.213　药物梭形波　drug spindle，beta spindle
服用苯二氮䓬类药物后，多导睡眠监测中出现的可分布于各睡眠期、各导联，且每帧多个较睡眠梭形波频率快2～4Hz的梭形波。

04.214　α波侵入　alpha intrusion
纤维肌痛、类风湿关节炎、慢性疲劳综合征甚至部分正常人在非快速眼动睡眠中持续存在明显α波的脑电图表现。

04.215　α-δ睡眠　alpha-delta sleep
N3期睡眠中出现明显α波的脑电图表现。

04.216　非快速眼动睡眠侵入　non-rapid eye movement sleep intrusion
非快速眼动睡眠中出现明显α波（8～13Hz）的脑电图表现。

04.217　K-α系列波　K-α series
阻塞性睡眠呼吸暂停低通气综合征患者在呼吸事件结束前，脑电图上一般可见到觉醒反应，为一个或数个K复合波后连续出现3秒以上的α活动的现象。

04.218　眼电图　electrooculogram
多导睡眠监测中从眼周围表面电极记录的眼球运动所产生的生物电活动图形。

04.219　共轭眼动　conjugate eye movement
全称"共轭眼球运动"。双眼球同时间、同方向运动，即双眼球朝向一个眼电极而远离另一个眼电极的运动形式。在多导睡眠监测中应用推荐眼动电极导联时垂直和水平眼球运动均表现为异相偏转；应用可接受眼动电极导联时，垂直眼球运动表现为同相偏转，水平眼球运动表现为异相偏转。

04.220　眨眼　eye blink
清醒时随眼睁闭在眼电图导联记录的频率为0.5～2Hz的共轭垂直眼球运动。

04.221　阅读眼动　reading eye movement
阅读时眼动电图导联记录到的慢速眼动后紧随着反向快速眼动所组成的连续共轭眼动。

04.222 快速眼动 rapid eye movement，REM
全称"快速眼球运动"。眼电图导联记录到的共轭、不规则、波峰锐利、初始偏转达峰时间通常＜500毫秒的正弦眼球运动。是R期的特征，也见于清醒睁眼扫视周围环境时。

04.223 慢速眼动 slow eye movement，SEM
全称"慢速眼球运动"。眼电图导联记录到的共轭、相对规则、初始偏转达峰时间通常＞500毫秒的正弦眼球运动。见于清醒闭眼和N1期。

04.224 扫视眼动 scanning eye movement
婴儿扫视环境或追随物体时眼动电图导联记录到的由慢速眼球运动和之后反向快速眼球运动组成的连续共轭眼球运动。

04.225 肌电图 electromyogram
多导睡眠监测中，通过肌肉表面电极将肌肉的动作电位引出并转化成图像形式予以记录。包括下颌肌电图、胫前肌电图等。

04.226 颏肌肌电图 chin electromyogram
多导睡眠监测中从下颌肌表面电极记录的下颌肌生物电活动曲线图。

04.227 低颏肌电张力 low chin electromyogram tone
多导睡眠监测中R期下颌肌电活动低于其他睡眠期的现象。通常为整个记录中最低水平的肌肉张力。

04.228 瞬时肌电活动 transient muscle activity
多导睡眠监测中突发短暂、不规则、持续时间＜0.25秒的肌电活动。突出于低肌电背景上，可见于下颌和胫前肌肌电导联及脑电图或眼电图导联，通常快速眼球运动时最明显。

04.229 咬肌肌电图 masticatory muscle electromyogram，mmEMG
多导睡眠监测中从咬肌表面电极记录到的咬肌生物电活动曲线图。

04.230 胫骨前肌肌电图 tibialis anterior muscle electromyogram
多导睡眠监测中从胫骨前肌表面电极记录到的胫骨前肌生物电活动曲线图。

04.231 肋间肌肌电图 intercostal electromyogram
多导睡眠监测中从肋间肌表面电极记录到的肋间肌生物电活动曲线图。

04.232 膈肌肌电图 diaphragmatic electromyogram
多导睡眠监测中从上腹部表面电极记录到的膈肌生物电活动曲线图。

04.233 呼吸感应[性]体积描记术 respiratory inductance plethysmography，RIP
又称"呼吸电感体描术""呼吸感应性体表描记术"。多导睡眠监测中利用呼吸感应体积描记带探测呼吸中胸腹运动的技术。呼吸运动时，胸腔容积和腹腔容积的变化引起电磁感应，再转化成相应的电压，最后经放大转化为相应容积。

04.234 睡眠时相 sleep phase
根据多导睡眠监测中脑电图、肌电图、心电图、眼电图及血压和呼吸等变化所确定的睡眠生理时相。分为两大时相：快速眼动睡眠和非快速眼动睡眠。整夜睡眠中二者周期性交替出现。

04.235 非快速眼动睡眠 non-rapid eye movement sleep，NREM sleep
全称"非快速眼球运动睡眠"。根据多导睡

眠监测中脑电图、肌电图、心电图、眼电图及血压和呼吸等变化确定的一种睡眠生理状态。通常很少残存意识活动，脑电图表现为同步化，可见睡眠梭形波、K复合波和慢波。由N1、N2和N3期（N4期）组成，觉醒阈值依次升高。

04.236　快速眼动睡眠　rapid eye movement sleep，REM sleep
全称"快速眼球运动睡眠"，又称"快波睡眠（fast wave sleep）""去同步化睡眠（desynchronized sleep）"。以快速眼球运动为特点的睡眠期，属于一种异相睡眠。脑电图呈现去同步化的快波，为混合频率的低波幅活动。眼电图显示快速眼球转动。通常大脑活动活跃而身体松弛，肌张力降低，呼吸和心跳变得不规则，此期多梦。

04.237　清醒期　stage W
在成人或儿童一帧多导睡眠图中呈现特定波形特征的睡眠期。特定波形包括枕区α节律或后优势节律超过50%；眨眼伴正常或高下颌肌张力的快速眼球运动和阅读眼动相加超过50%；枕区α节律、眨眼伴正常或高下颌肌张力的快速眼球运动和阅读眼球运动相加超过50%。

04.238　睡眠期　sleep stage
根据多导睡眠监测中脑电图、眼电图、肌电图及参考血压和呼吸等变化确定的各种睡眠生理状态。睡眠期分为非快速眼动睡眠期和快速眼动睡眠期，非快速眼动睡眠期又分为N1、N2和N3期。一帧脑电图中主要表现为睡眠波形，该分期则判定为睡眠期。

04.239　N1[睡眠]期　stage N1
成人或儿童一帧多导睡眠图中α节律减弱，低波幅混合频率波超过50%，或出现较W期1Hz以上、频率为4~7Hz的背景脑电波

活动，或出现顶尖波，或出现慢速眼动睡眠分期。儿童一帧多导睡眠图中或出现睡前超同步。

04.240　N2[睡眠]期　stage N2
一帧多导睡眠图中前半帧或其前一帧的后半帧出现1个或多个非觉醒相关K复合波或睡眠梭形波，且不满足N3期和R期标准的睡眠分期。

04.241　N3[睡眠]期　stage N3
一帧多导睡眠图中慢波≥20%的睡眠分期。

04.242　R[睡眠]期　stage R
一帧多导睡眠图中脑电图为低波幅混合频率，下颌肌电降至最低，并出现快速眼动的睡眠分期。

04.243　紧张性快速眼动睡眠　tonic rapid eye movement sleep
在多导睡眠图中，仅有低波幅混合频率和低的下颌肌电，但是不存在快速眼动的R期睡眠分期。

04.244　时相性快速眼动睡眠　phasic rapid eye movement sleep
在多导睡眠图中，不仅有低波幅混合频率和低的下颌肌电，而且存在快速眼动的R期睡眠分期。

04.245　确定 N2 期　definite stage N2
一帧多导睡眠图中前半帧或其前一帧的后半帧出现1个或多个非觉醒相关K复合波或睡眠梭形波，且不满足N3期标准的N2期的睡眠分期。

04.246　确定快速眼动睡眠　definite stage R
又称"明确R期"。一帧多导睡眠图中同时存在低波幅混合频率脑电波（无睡眠梭形波

或K复合波）、下颌肌电减低超过半帧并出现快速眼动R期的睡眠分期。

04.247 N[睡眠]期 stage N
又称"非快速眼动睡眠期""安静睡眠期"。在儿童或婴儿睡眠分期判读时，非快速眼动睡眠记录帧中，没有可识别的睡眠梭形波、K复合波或0.5～2.0Hz的高波幅慢波的睡眠分期。

04.248 T[睡眠]期 stage T
又称"睡眠转换期"。在婴儿睡眠分期判读时，如果一帧中出现2个或更多睡眠期特征，难以判断为R期或N期的睡眠分期。

04.249 睡眠起始 sleep onset
除清醒期以外任何睡眠期（大部分人通常是N1期）的第一帧的时间节点。

04.250 睡眠期转换 sleep stage shift
整夜睡眠中不同睡眠分期之间的转换。例如，清醒期到睡眠期，N期到R期。

04.251 浅睡眠 light sleep
整个睡眠期中，N1期和N2期睡眠时大脑皮质深度抑制相对不足，此时的睡眠状态为浅睡眠。

04.252 深睡眠 deep sleep
整个睡眠期中，N3期睡眠时大脑皮质的神经活动具有最深度的抑制，此时的睡眠状态为深睡眠。

04.253 矛盾睡眠表现 paradoxical sleep characteristic, paradoxical sleep feature
发生在快速眼动睡眠期中，大脑应为睡眠状态，但是脑电图却显示为与清醒类似的激活状态，骨骼肌活动基本处于整夜睡眠的最低水平，但时常会出现短暂的肌肉抽搐。由于这种快速眼动期存在看似矛盾的生理特征，故名。

04.254 安静睡眠 quiet sleep
婴儿的N期睡眠。

04.255 活跃睡眠 active sleep
婴儿的R期睡眠。

04.256 快速眼动密度 rapid eye movement density
快速眼动睡眠中单位时间内快速眼球运动出现的平均次数。单位为次/分。

04.257 伪迹 artifact
多导睡眠监测通道中出现的与记录信息无关的信号。系由于生物性或非生物性来源的因素所导致的与测定内容无关的电压变化，如运动伪迹等。是电生理检测中影响测定结果的重要因素，需要重点排除。在脑电图记录中混入脑电信号中的各种来源的非脑电信号，包括生理性伪迹、来自仪器和电极的伪迹、来自环境电磁干扰的伪迹及运动伪迹等。

04.258 高阻抗伪迹 high impedance artifact
多导睡眠监测通道中，电源线60Hz和50Hz干扰所致的伪迹。

04.259 60赫兹伪迹 60-cycle artifact
多导睡眠监测通道中，电源线60Hz干扰所致的伪迹。

04.260 60赫兹干扰 60-cycle interference
多导睡眠监测通道中，电极阻抗、环境电子干扰或电极接触不良等因素对多导睡眠监测信号产生的频率为60Hz的干扰。

04.261 50赫兹伪迹 50-cycle artifact
多导睡眠监测通道中，电源线50Hz干扰所致的伪迹。

04.262 50赫兹干扰 50-cycle interference
多导睡眠监测通道中，电极阻抗、环境干扰或电极接触不良等因素对睡眠监测信号产生的频率为50Hz的干扰。

04.263 高频伪迹 high-frequency artifact
多导睡眠监测通道中，混入脑电信号的高频肌电波造成的伪迹。

04.264 低频伪迹 slow-frequency artifact
多导睡眠监测通道中，混入脑电信号和眼电信号的低频波，或因呼吸波干扰、出汗造成的伪迹。

04.265 心电伪迹 electrocardiogram artifact
非心电图通道规律出现的、与心电图QRS波完全同步的尖形伪迹。类似于QRS波或顶尖波。

04.266 跳跃伪迹 electrode-pop artifact
多导睡眠监测通道中，脑电图或眼电图中突然出现的短暂孤立或间隔规律的高波幅伪迹。

04.267 汗液伪迹 slow-frequency sweat artifact
多导睡眠监测通道中，汗液中的电解质成分融入导电胶后导致的电极与皮肤局部电位差发生变化，脑电图中出现的伪迹。多表现为频率<2Hz的慢波，一般同时见于多个导联。

04.268 呼吸运动伪迹 respiratory movement electromyogram artifact
多导睡眠监测的受累通道中，颏肌肌电图基线表现为与呼吸记录曲线同向时的伪迹。多为电极部分脱落、电极受压或电极阻抗过大而拾取呼吸运动波所致。

04.269 肌肉[活动]伪迹 muscle artifact
多导睡眠监测的受累通道中，由于打鼾或呼吸暂停期间呼吸努力增大，肌肉活动幅度增大，肌电活动可能为脑电及眼电导联拾取导致的伪迹。

04.270 移动伪迹 movement artifact
多导睡眠监测的受累通道中，各种原因引起探测电极的移动使信号受到干扰造成的伪迹。一般分为电缆移动和电极移动两种现象。

04.271 笔阻伪迹 pen blocking artifact
在传统应用描记笔的多导生理记录仪记录过程中，由于施加于记录笔上的压力不足或压力过大形成的伪迹。表现为定标波形顶端过尖融合成一个尖尾部或定标波形顶端过于圆钝。

04.272 慢波伪迹 slow wave artifact，sway artifact
多导睡眠监测的受累通道中，基线呈缓慢波状运动的伪迹。汗液可导致这种伪迹。

04.273 鼾声伪迹 snore artifact
多导睡眠监测中，由于打鼾出现呼吸努力增加，肌肉活动幅度增大，肌电活动被脑电及眼电导联拾取形成的伪迹。肌电活动频率显著快于脑电一般频率，可通过调整高频滤波消除。

04.274 脉搏伪迹 pulse artifact
多导睡眠监测中，由于动脉搏动引起电极跳动形成的伪迹。因为动脉搏动发生在QRS波之后，所以脉搏伪迹出现于每个QRS波后。

04.275 信号失真 signal aliasing
多导睡眠监测信号受到干扰后不能准确反

映实际生物信号的现象。

04.276　中心外和家庭睡眠监测　out of centre and home sleep testing
睡眠患者在睡眠中心之外的地方或在家中进行的睡眠呼吸监测。多使用美国睡眠医学会（AASM）的睡眠呼吸监测装置分级的Ⅲ级设备，记录指标要求基本和标准多导睡眠仪检查一样，但是无须人工值守。

04.277　家庭睡眠监测　home sleep testing，HST
又称"居家监测"。在家中进行的呼吸气流、呼吸努力、氧饱和度、脉率和体位的睡眠监测。采用了方便移动至睡眠监测室外评估睡眠呼吸疾病的技术。

04.278　睡眠中心外睡眠监测　out of center sleep testing，OCST
采用便携式装置，可以在睡眠中心外进行睡眠呼吸疾病诊断的一种监测技术。

04.279　远程睡眠监测　remote sleep monitoring
通过互联网及无线监测传输技术实现的远程睡眠呼吸监测技术。

04.280　移动式睡眠监测　ambulatory sleep monitoring
检查过程中患者可以自由移动，可以进行日常生活和工作的睡眠呼吸监测技术。包括部分导联和全导联睡眠监测。

04.281　便携式睡眠监测　portable sleep monitoring
可以在睡眠监测室外如家庭、病床旁监测呼吸气流、呼吸努力、氧饱和度和心率等指标，诊断睡眠呼吸疾病的技术。

04.282　改良便携式睡眠呼吸监测　modified portable sleep-apnea testing
最低记录指标包括通气指标（至少包括两导呼吸运动或呼吸运动加上呼吸气流）、心电图或心率及动脉血氧饱和度的睡眠呼吸监测技术。需要技术人员进行电极安置和仪器调试、定标，无须始终监控。

04.283　全参数便携式多导睡眠监测　comprehensive portable polysomnography
在便携式监测中，完整记录呼吸气流、呼吸努力、氧饱和度和心率全部导联信息的睡眠监测技术。

04.284　单参数持续记录　continuous single bioparameter recording
仅持续记录一项或两项生理指标（至少监测氧饱和度、气流或胸部运动中的一项）的监测方式。无须技术人员监控。

04.285　双参数持续记录　continuous dual bioparameter recording
在便携式多导睡眠监测中，仅记录呼吸气流和氧饱和度两个导联信息的监测方式。

04.286　脉搏血氧饱和度仪　pulse oximeter
以无创方式测量脉搏、血氧饱和度或动脉血红蛋白饱和度的设备。

04.287　脉搏血氧饱和度监测　pulse oximetry
睡眠监测中，用脉搏氧饱和度仪监测脉搏、血氧饱和度。是一种能较好反映动脉血氧饱和度的连续无创监测方法。

04.288　血氧监测　oximetry testing
又称"脉氧监测"。睡眠监测中，使用手指或耳垂传感器持续记录脉搏和血氧以评估氧饱和度动态变化的监测方式。

04.289　[睡眠监测]频谱分析　spectral analysis
在多导睡眠监测中，一种将复杂信号分解为较简单信号的技术。评估信号在不同频率下幅度、功率、强度或相位等。

04.290　外周动脉张力测量　peripheral arterial tonometry，PAT
采用手指体积描记法测量指端脉动容量变化以反映交感张力变化的一种无创技术。实时测量交感神经张力。

04.291　外周动脉张力　peripheral arterial tone
在指端测量到的动脉容量变化，用以间接反映交感神经张力变化的一项指标。

04.292　脉搏波分析　pulse wave analysis
一种对血流动力学参数的快速无创的检测方法。通过对脉搏波形及其耦合的其他生物信号如呼吸的影响，从一个指标监测而得出多个生物指标的技术。

04.293　脉搏波波幅　pulse wave amplitude，PWA
脉搏波上质点振动的最大位移。

04.294　光学体积描记[术]　photoplethysmography，PPG
一种可用于检测组织中微血管床血流量变化的光学测量技术。

04.295　脉搏传导时间　pulse propagation time，PPT
动脉压力波从主动脉瓣到达周围血管所需要的时间。

04.296　心肺耦合分析　cardiopulmonary coupling analysis
一项通过分析心率变异性与呼吸量变异之间的关系来研究睡眠的技术。

04.297　心率变异性　heart rate variability，HRV
一种检测自主神经活动的非侵入性指标。有逐次心跳周期差异变化的特性。反映了心脏交感神经和迷走神经活动的紧张性与均衡性。

04.298　睡眠监测时间　sleep monitoring time
睡眠监测的总记录时间减去伪迹和清醒时间后的总时长。

04.299　[睡眠监测]记录开始时间　recording start time
关灯开始多导睡眠监测数据记录的时间。在关灯之前确认电极和监测仪器工作状态正常。

04.300　[睡眠监测]记录结束时间　recording end time
睡眠记录结束的时间。一般为开灯时间。

04.301　呼吸事件次数　number of respiratory event
睡眠监测期间所有呼吸暂停次数与低通气次数，以及呼吸努力相关觉醒次数之和。

04.302　觉醒事件　arousal event
可能导致清醒或仅引起一过性睡眠中断的短暂脑电图事件。<3秒为微觉醒，>3秒为觉醒。

04.303　皮质觉醒　cortical arousal
又称"脑电觉醒"。由某种已知或未知原因导致一帧脑电图记录中出现短暂的清醒期脑电表现。睡眠中突发短暂持续至少3秒的脑电图频率变化，持续时间短于一帧记录的50%。

04.304　皮质下觉醒　subcortical arousal

睡眠中自主神经反应，如血压、心率和呼吸变化等所致的觉醒。

04.305　微觉醒　micro-arousal
睡眠中持续时间<3秒（1.5～2秒）的脑电频率变化，但不引起睡眠阶段改变的短暂觉醒。虽然不减少整个睡眠时间，但频繁微觉醒仍可导致日间嗜睡。

04.306　运动相关觉醒　movement arousal
与运动事件紧密相关的觉醒。觉醒和运动无论哪个在先，同时、重叠或先后开始间隔<0.5秒。

04.307　行为性觉醒　behavioral arousal
因睡眠昼夜节律、情绪、自主神经功能和内分泌功能等本能行为引起的觉醒。

04.308　[睡眠]循环交替模式　cyclic alternating pattern，CAP
在非快速眼动睡眠期出现的一种周期性的脑电变化。以一系列明显突出于背景的短暂性脑电事件的发放为特点，这些脑电事件以不超过60秒间隔重复地出现。

04.309　觉醒复合体　arousal complex
脑电快频率变化和慢频率变化两部分组成的觉醒。根据自主神经系统变化的程度复合性觉醒分为三个亚型：A1亚型，主要为慢频率脑电波（集团性K复合波和δ波），伴有肌电活动、心率、呼吸频率的轻度增加；A2亚型，慢频率脑电波（集团性K复合波和δ波）和快频率脑电波[α波和（或）β波]混合存在，伴有肌电活动及心率、呼吸频率的中度增高；A3亚型，主要为快频率、低振幅脑电波[α波和（或）β波]，伴有肌电活动及心率、呼吸频率显著增加。

04.310　循环交替模式周期　cyclic alternating pattern cycle
由脑电复合性觉醒反应（A部分）和脑电觉醒反应后间期（B部分）形成的周期。总是以A部分开始、B部分结束，可循环交替出现。

04.311　微睡眠　micro-sleep
前后两帧睡眠记录均为睡眠期，中间一帧两端为短暂的睡眠期，而居中为超过50%的清醒期。此帧中的片段睡眠不足50%，故名。常见于重度阻塞性睡眠呼吸暂停综合征。

04.312　快速眼动微睡眠　micro-rapid eye movement sleep
又称"微快速眼动睡眠"。一帧清醒或非快速眼动睡眠中，通过脑电、肌电和眼电判断存在短暂快速眼动睡眠片段的睡眠。

04.313　[睡眠]运动事件　sleep movement event
在睡眠中出现的肌电兴奋、体动、周期性肢体运动等事件。

04.314　大体动　major body movement
又称"长时程体动"。体动和肌电伪迹干扰脑电超过一帧的50%，以至于无法判定睡眠分期的事件。

04.315　周期性肢体运动　periodic limb movement
至少连续4次，2次腿动事件起点间隔5～90秒的一组肢体运动。

04.316　持续型颏肌电活动增加　sustained elevation of chin electromyogram activity，tonic elevation of chin electromyogram activity
又称"紧张型颏肌电活动增加"。在30秒一帧的R期中，至少50%时间颏肌电波幅高于非快速眼动睡眠最小波幅，为持续型颏肌电活动增加的现象。是快速眼动睡眠行为异常的多导睡眠图表现之一。

04.317　短暂型颏肌电活动增加　brief elevation of chin electromyogram activity
又称"时相型颏肌电活动增加（phasic elevation of chin electromyogram activity）"。将30秒一帧的R期分为10个3秒小帧，至少5个小帧（50%）颏或肢体肌电出现持续0.1～5.0秒、波幅至少为背景肌电波幅2倍的突发短暂肌电活动。是快速眼动睡眠行为异常的多导睡眠图表现之一。

04.318　时相型肌电活动　phasic electromyogram activity
与时相相关的一些肌电活动。某些睡眠时相肌电活动明显增强，如睡眠周期性肢体运动最常发生在N1期和N2期。

04.319　时相型肌[电]颤搐活动过度　excess of phasic electromyogram twitch activity
一些与时相相关的肌电颤搐增强的现象。某些睡眠时相特别是快速眼动期，常见肌电颤搐增强。

04.320　快速眼动睡眠期肌电失弛缓　rapid eye movement sleep without atonia, RSWA
R期无肌张力缺失，肌电波幅通常较高的现象。是快速眼动睡眠行为异常的多导睡眠图表现之一。

04.321　节律运动　rhythmic movement
与睡眠相关的反复、刻板、节律性运动行为。表现为累及大肌群的身体摇摆、头部摆动、撞头等。

04.322　咀嚼肌节律运动　rhythmic masticatory muscle activity，RMMA
下颌肌肉连续、反复、短暂收缩的一种肌电运动。如睡眠磨牙症的表现。

04.323　[睡眠]磨牙　nocturnal tooth grinding
在睡眠期间由咬肌和其他肌肉节律性收缩引起的牙齿摩擦和咬紧的现象。可产生磨牙声并导致牙齿磨损。

04.324　良性运动现象　benign movement phenomenon
睡眠中出现的可能仅仅与特征性肌电活动相关的运动现象。目前尚未明确临床不良后果。

04.325　过度片段性肌阵挛　excessive fragmentary myoclonus
良性运动现象之一。睡眠中口角、手指或足趾出现微小运动，或肉眼不可见，多导睡眠图记录到至少20分钟非快速眼动睡眠中出现大量（至少5次/分）单发肌电增高，最长持续时间通常为150毫秒。

04.326　交替下肢肌肉活动　alternating leg muscle activation
良性运动现象之一。睡眠或觉醒时出现双下肢交替运动，多导睡眠图记录到至少4次间断、交替的胫骨前肌肌电增高，频率为0.5～3.0Hz，通常持续时间为100～500毫秒。

04.327　睡前足震颤　hypnagogic foot tremor
良性运动现象之一。从清醒至睡眠转换时出现足或趾节律性运动，多导睡眠图记录到清醒期、N1期和N2期至少连续4次突发肌电增高，频率为0.3～4.0Hz，持续时间为250～1000毫秒。

04.328　快速眼动睡眠侵入　rapid eye movement sleep intrusion

入睡后需要经过非快速眼动1、2、3期睡眠才能进入快速眼动睡眠，通常需要约90分钟，而发作性睡病患者很快就会进入快速眼动睡眠状态，有时一入睡甚至还没入睡时就会进入快速眼动状态的现象。发作性睡病常有幻视，因为患者在醒着时开始做梦。

04.329　快速眼动睡眠反跳　rapid eye movement sleep rebound

选择性剥夺健康人的快速眼动睡眠时，随着剥夺时间延长，进入快速眼动睡眠的次数呈递增性趋势，受试者一旦允许不受干扰地睡眠，则表现为快速眼动睡眠潜伏期缩短、出现次数增多、持续时间延长的现象。

04.330　慢波睡眠反跳　slow wave sleep rebound

又称"深睡眠反跳"。在选择性对慢波睡眠进行剥夺后，再入睡时会出现慢波睡眠潜伏期缩短及总慢波睡眠时间增加的现象。

04.331　片段睡眠　fragmental sleep

在睡眠过程中由各种原因导致的睡眠中断和觉醒。频繁觉醒会引起睡眠剥夺，导致白天出现嗜睡、精神障碍、记忆力减退和注意力不集中等情况。

04.332　[睡眠]呼吸事件　sleep disordered breathing event

睡眠中出现并被多导睡眠监测记录判读的异常呼吸现象。包括呼吸暂停、低通气、呼吸努力相关觉醒和打鼾等。

04.333　睡眠呼吸暂停　sleep apnea

多导睡眠监测到的异常呼吸事件之一。成人呼吸暂停判读标准：口鼻温度传感器（或替代传感器）气流较事件前基线水平下降≥90%并且持续≥10秒。儿童呼吸暂停判读标准：口鼻温度传感器（或替代传感器）气流较事件前基线水平下降≥90%并且符合阻塞性、混合性或中枢性睡眠呼吸暂停持续时间的最低标准，同时事件满足阻塞性、混合性或中枢性睡眠呼吸暂停呼吸努力的标准。

04.334　阻塞性睡眠呼吸暂停　obstructive sleep apnea

呼吸暂停的类型之一。满足呼吸暂停的标准，并且在整个呼吸气流缺失期间存在持续或增加的吸气努力。

04.335　混合性睡眠呼吸暂停　mixed sleep apnea

呼吸暂停的类型之一。满足呼吸暂停的标准，成人事件开始部分缺乏吸气努力，事件后半部分出现吸气努力。儿童事件部分存在吸气努力，部分缺乏吸气努力，不区分哪部分在前。

04.336　中枢性睡眠呼吸暂停　central sleep apnea

呼吸暂停的类型之一。满足呼吸暂停的标准，并且在整个呼吸气流缺失期间不存在吸气努力；儿童呼吸暂停判读标准须同时存在下列任一项：①事件持续≥20秒；②事件持续至少为2个基线呼吸周期，并伴觉醒或≥3%氧饱和度降低；③事件持续至少为2个基线呼吸周期，并伴心率减慢<50次/分，持续至少5秒，或1岁以下婴儿心率减慢<60次/分，持续至少15秒。

04.337　治疗所致中枢性睡眠呼吸暂停　treatment-related central sleep apnea, therapy associated central sleep apnea

阻塞性睡眠呼吸暂停患者在有效正压通气控制后，新发中枢性睡眠呼吸暂停的现象。

04.338　低通气　sleep hypopnea

多导睡眠监测到的异常呼吸事件之一。成人

判读标准：鼻压力或无创正压通气（PAP）气流或替代传感器呼吸信号波幅较事件前基线波幅下降≥30%并且持续≥10秒，伴氧饱和度较事件前基线值降低≥3%或事件伴觉醒。儿童判读标准：鼻压力或无创正压通气气流或替代传感器呼吸信号波幅较事件前基线波幅下降≥30%并且持续≥2个呼吸周期，伴氧饱和度较事件前基线值降低≥3%或事件伴觉醒。

04.339 阻塞性[睡眠]低通气 obstructive sleep hypopnea

低通气的类型之一。满足低通气的标准并且符合下列任一项：①事件持续期间存在鼾声；②与基线呼吸相比，鼻压力或无创正压通气气流信号扁平；③事件持续期间出现而事件之前无胸腹矛盾运动。

04.340 中枢性[睡眠]低通气 central sleep hypopnea

低通气的类型之一。满足低通气的标准并且不符合下列任一项：①事件持续期间存在鼾声；②与基线呼吸相比，鼻压力或无创正压通气气流信号扁平；③事件持续期间出现而事件之前无胸腹矛盾运动。

04.341 气流受限 flow limitation

气道管径在呼吸运动中与肺组织失去协调性，出现开放不足或提前关闭，导致气流流动受限的病理生理改变。在多导睡眠图上，气流受限时吸气气流呈现扁平波形。

04.342 扁平吸气波形 inspiratory flattening

多导睡眠图上，吸气时气流变扁平的现象。说明存在气流受限。

04.343 肺泡低通气 hypoventilation

多导睡眠监测到的异常呼吸事件之一。成人判读标准：动脉或替代监测二氧化碳分压

（PCO_2）升高>55mmHg，并持续≥10分钟；或睡眠期间动脉或替代监测PCO_2较清醒仰卧时增高≥10mmHg，并超过50mmHg，且持续≥10分钟。儿童判读标准：动脉或替代监测PCO_2升高>50mmHg，并持续>25%的总睡眠时间。

04.344 呼吸努力相关觉醒 respiratory effort related arousal

多导睡眠监测到的异常呼吸事件之一。成人判读标准：一段持续≥10秒的呼吸，特征是呼吸努力增加，或鼻压力或无创正压通气气流吸气波扁平，并导致从睡眠中觉醒，而这段呼吸又不满足呼吸暂停或低通气的标准。儿童判读标准：一段持续≥2个呼吸周期或2个基线呼吸周期时间的呼吸，不满足呼吸暂停或低通气的标准，并导致从睡眠中觉醒。同时存在下列一项特征：呼吸努力增加，或鼻压力或无创正压通气气流吸气波扁平或打鼾，或呼气末二氧化碳分压高于基线值。

04.345 吸气努力 inspiratory effort

睡眠时增加吸气量以克服上气道阻力增加的现象。常伴觉醒。

04.346 矛盾呼吸 paradoxical breathing

肥胖或发生阻塞性睡眠呼吸暂停时出现的胸腹反向运动的现象。正常呼吸时，胸腹同步向外扩张。

04.347 陈–施呼吸 Cheyne-Stokes breathing, Cheyne-Stokes respiration

又称"潮式呼吸"。呼吸事件之一。呼吸逐渐减弱以至停止和呼吸逐渐增强两者交替出现。多导睡眠监测须同时满足以下标准：①连续≥3次中枢性睡眠呼吸暂停和（或）中枢性低通气，有呼吸波幅渐升渐降的呼吸间隔，周期持续时间≥40秒。②≥2小时睡

眠监测时间中出现渐升渐降的呼吸模式，每小时睡眠时间内中枢性睡眠呼吸暂停和（或）中枢性低通气≥5次。

04.348　渐升渐降呼吸模式　crescendo/ decrescendo breathing pattern
事件之间的呼吸运动幅度渐升渐降的特殊呼吸模式。伴或不伴呼吸暂停，规律出现。多在心功能不全及脑血管疾病患者中发生。

04.349　周期性呼吸　periodic breathing
一种病理性的呼吸表现。表现为一次或多次强呼吸后，继以长时间呼吸停止，之后再次出现数次强呼吸，周期持续时间为10～60秒。多数发生于中枢神经系统疾病或初上高原者。

04.350　高海拔周期性呼吸　high altitude periodic breathing
高海拔地区，由于极度缺氧抑制呼吸中枢，出现类似病理性的周期性呼吸。表现为一次或多次强呼吸后，继以长时间呼吸停止，之后再次出现数次强呼吸，周期持续时间通常＜40秒。

04.351　比奥呼吸　Biot breathing
又称"间停呼吸"。一种病理性的周期性呼吸。表现为一次或多次强呼吸后，继以长时间呼吸停止，之后再次出现数次强呼吸，周期持续时间为10～60秒。多发生于中枢神经系统疾病，为临终前危急性征象。

04.352　无规律呼吸　dysrhythmic breathing
不依从任何呼吸模式，没有一定规律的呼吸模式。

04.353　共济失调[性]呼吸　ataxic breathing
表现为呼吸深浅、节律完全不规则，频率在12次/分以下，间有不规则呼吸暂停的呼吸模式。常在濒死期或药物成瘾者中发生。

04.354　长吸[式]呼吸　apneustic breathing，apneusis
吸气相相对较长，充分吸气后呼吸暂停2～3秒才呼气的病理性呼吸方式。为脑桥上部损害所致。如果在脑桥的中上部横切脑干，呼吸运动将变慢变深；如果再切断双侧迷走神经，吸气运动时间大大延长，仅偶尔被短暂的呼气运动所中断。

04.355　短吸呼吸　inspiratory gasp
吸气时间变短的吸气模式。多在吸气阻力增加时出现。

04.356　长呼气　prolonged expiration
呼气时间变长的呼吸模式。

04.357　血氧饱和度下降　oxygen desaturation
氧合血红蛋白与总血红蛋白（去氧血红蛋白与氧合血红蛋白的和）的容积比下降的现象。

04.358　睡眠报告　sleep report
包括整夜睡眠监测中相关参数的报告。如睡眠时间、睡眠分期、呼吸事件和肢体运动等。

04.359　关灯时间　light out clock time
睡眠监测的起始时间。关闭灯光，嘱患者开始入睡时设定的时间，通常与其惯常入睡时间一致。

04.360　开灯时间　light on clock time
监测结束的时间。患者自然醒来或被唤醒并不再入睡时设定的时间。

04.361　总睡眠时间　total sleep time，TST
关灯至开灯的实际睡眠时间之和。总睡眠时间=N1期时间+N2期时间+N3期时间+REM睡眠期时间。

04.362　总记录时间　total recording time，TRT

关灯至开灯的时间。总记录时间=总睡眠时间+总清醒时间。

04.363　总清醒时间　total wake time
关灯至开灯的清醒时间之和。总清醒时间=总记录时间−总睡眠时间。

04.364　睡眠潜伏时间　sleep latency，SL
又称"睡眠潜伏期"。多导睡眠监测从关灯到第一帧任何睡眠期的时间。通常到非快速眼动睡眠1期（持续3分钟）开始的时间，正常人为10～30分钟。

04.365　快速眼动睡眠期潜伏时间　rapid eye movement latency
多导睡眠监测从第一帧睡眠期至第一帧R期的时间。通常为80～120分钟。

04.366　入睡后清醒时间　wake after sleep onset，WASO
睡眠起始即第一帧睡眠期至睡眠结束即开灯所有清醒期时间之和。入睡后清醒时间=总记录时间−总睡眠时间−睡眠潜伏时间。

04.367　各期[睡眠]时间　time in each stage
每一睡眠分期的时间。分别为N1期、N2期、N3期和R期每一睡眠期的分钟数。

04.368　各期睡眠百分比　percent of total sleep time in each stage
每一睡眠期时间占总睡眠时间的百分比。每期睡眠时间占总睡眠时间百分比=每一睡眠期时间/总睡眠时间×100%。

04.369　快速眼动睡眠百分比　rapid eye movement sleep percentage
快速眼动睡眠占总睡眠时间的百分比。整夜睡眠记录中计算所有快速眼动睡眠时间的总和，另计算睡眠总时间，两者比值用百分

率表示。

04.370　觉醒次数　number of arousal
多导睡眠监测全夜睡眠中出现觉醒并维持≥1分钟的次数。

04.371　觉醒指数　arousal index，ArI
每小时睡眠时间觉醒次数。觉醒指数=觉醒次数/总睡眠时间（小时）。

04.372　[睡眠]周期性肢体运动次数　number of periodic limb movements of sleep
睡眠期间周期性肢体运动次数之和。

04.373　[睡眠]周期性肢体运动指数　periodic limb movements of sleep index
多导睡眠监测过程中每小时睡眠时间周期性肢体运动次数。周期性肢体运动指数=周期性肢体运动次数/总睡眠时间（小时）。

04.374　觉醒相关周期性肢体运动次数　number of periodic limb movements of sleep with arousal
睡眠期间与觉醒相关的周期性肢体运动次数之和。

04.375　觉醒相关周期性肢体运动指数　periodic limb movements of sleep arousal index
每小时睡眠时间觉醒相关周期性肢体运动次数。睡眠期觉醒相关周期性肢体运动指数=觉醒相关周期性肢体运动次数/总睡眠时间（小时）。

04.376　呼吸暂停次数　number of apnea
睡眠期间各类型睡眠呼吸暂停的次数总和。

04.377　阻塞性呼吸暂停次数　number of obstructive apnea
睡眠期间阻塞性呼吸暂停次数之和。

04.378 混合性呼吸暂停次数 number of mixed apnea

睡眠期间混合性呼吸暂停次数之和。

04.379 中枢性呼吸暂停次数 number of central apnea

睡眠期间中枢性呼吸暂停次数之和。

04.380 呼吸暂停指数 apnea index，AI

每小时睡眠时间内呼吸暂停次数。呼吸暂停指数=所有呼吸暂停（阻塞性+混合性+中枢性）次数/总睡眠时间（小时）。

04.381 呼吸暂停低通气指数 apnea-hypopnea index，AHI

每小时睡眠时间内呼吸暂停次数与低通气次数之和。呼吸暂停低通气指数=（呼吸暂停次数+低通气次数）/总睡眠时间（小时），或呼吸暂停低通气指数=呼吸暂停指数+低通气指数。

04.382 阻塞性呼吸暂停低通气指数 obstructive apnea-hypopnea index

每小时睡眠时间内阻塞性呼吸暂停、混合性呼吸暂停与阻塞性低通气次数之和。阻塞性呼吸暂停低通气指数=（阻塞性呼吸暂停次数+混合性呼吸暂停次数+阻塞性低通气次数）/总睡眠时间（小时）。

04.383 中枢性呼吸暂停低通气指数 central apnea-hypopnea index

每小时睡眠时间内中枢性呼吸暂停与中枢性低通气次数之和。中枢性呼吸暂停低通气指数=（中枢性呼吸暂停次数+中枢性低通气次数）/总睡眠时间（小时）。

04.384 低通气次数 number of hypopnea

睡眠期间多导睡眠监测判别的低通气次数之和。

04.385 阻塞性低通气次数 number of obstructive hypopnea

睡眠期间多导睡眠监测判别的阻塞性低通气次数之和。

04.386 中枢性低通气次数 number of central hypopnea

睡眠期间多导睡眠监测判别的中枢性低通气次数之和。

04.387 低通气指数 hypopnea index，HI

每小时睡眠时间内低通气次数。

04.388 呼吸努力相关觉醒次数 number of respiratory effort related arousal，RERA

睡眠期间因呼吸努力而反复多次觉醒的总次数之和。

04.389 呼吸努力相关觉醒指数 respiratory effort related arousal index，RERAI

每小时睡眠时间内呼吸努力相关觉醒次数。呼吸努力相关觉醒指数=呼吸努力相关觉醒次数/总睡眠时间（小时）。

04.390 呼吸紊乱指数 respiratory disturbance index，RDI

每小时睡眠时间内呼吸暂停、低通气与呼吸努力相关觉醒次数之和。呼吸紊乱指数=（呼吸暂停次数+低通气次数+呼吸努力相关觉醒次数）/总睡眠时间（小时）。

04.391 [血]氧饱和度下降次数 number of oxygen desaturation

简称"氧降次数"。睡眠期间或监测期间氧饱和度下降≥3%或≥4%的次数。

04.392 [血]氧饱和度下降指数 oxygen desaturation index，ODI

简称"氧降指数"。每小时睡眠时间或监测期间氧饱和度下降≥3%或≥4%的次数。

04.393 平均动脉血氧饱和度 mean arterial oxygen saturation
动脉血中血红蛋白与氧结合的程度。用氧合血红蛋白占总血红蛋白的百分比或血红蛋白氧含量与血红蛋白氧容量之比表示。监测期间氧饱和度的平均值则为平均动脉血氧饱和度。

04.394 睡眠期间最低血氧饱和度 minimum oxygen saturation during sleep
动脉血中血红蛋白与氧结合的程度。用氧合血红蛋白占总血红蛋白的百分比或血红蛋白氧含量与血红蛋白氧容量之比表示。睡眠期间或监测期间氧饱和度的最低值则为睡眠期间最低氧饱和度。

04.395 睡眠趋势图 sleep hypnogram, histogram
整夜睡眠分期的图解表示法。将各导联每30秒一帧的情况通过压缩时间轴，浓缩表达为数小时的整夜睡眠监测图。可以观察到睡眠时相及各种睡眠事件的情况及其关联。

04.396 睡眠片段 sleep fragmentation
在睡眠过程中的反复睡眠中断和觉醒，夜间睡眠结构破坏所形成的睡眠碎片。

04.397 二氧化碳描记图 capnography
采用睡眠期间持续监测二氧化碳分压的技术，显示记录数据的曲线图。

04.398 二氧化碳监测仪 capnometer
经皮肤或经呼气以无创方法监测血液二氧化碳分压的仪器。

04.399 二氧化碳监测术 capnometry

能够在睡眠期间或经皮肤或经呼气以无创方法监测呼气末二氧化碳分压的技术。

04.400 呼气末二氧化碳分压 partial pressure of end-tidal carbon dioxide
呼气末气体中二氧化碳分子运动所产生的张力。常用于反映肺泡气的二氧化碳分压，正常情况下几乎与动脉血二氧化碳分压相等。

04.401 呼气末二氧化碳监测 end-tidal carbon dioxide monitoring，ETCO$_2$ monitoring
对呼气末二氧化碳浓度进行连续观察、动态显示、趋势回顾及波形图记录的技术。一般为无创技术，在评价肺通气、气管插管情况、呼吸道疾病、循环灌注等方面有重要价值。

04.402 经皮二氧化碳分压监测 transcutaneous monitoring of partial pressure of end-tidal carbon dioxide
一种二氧化碳分压监测技术。依靠加热皮下毛细血管使其血流量增加，导致皮肤透过度增加，以利于二氧化碳的弥散。毛细血管内的二氧化碳通过皮肤弥散，然后被安放在皮肤表面的电极检测到，从而实现二氧化碳浓度的监测。

04.403 经皮氧分压监测 transcutaneous monitoring of partial pressure of oxygen tension
一种监测技术。依靠加热皮下毛细血管使其血流量增加，导致皮肤透过度增加，以利于氧的弥散。毛细血管内的氧通过皮肤弥散，然后被安放在皮肤表面的电极检测到，从而实现氧浓度的监测。

04.404 消化系统监测技术 gastrointestinal monitoring technique
睡眠监测中涉及胃肠道生理指标的监测技术。

包括胃食管分压、胃食管反流的pH监测等。

04.405 胃食管反流 gastroesophageal reflux，GER
胃十二指肠内容物反流入食管，引起反酸、胃灼热、胸骨后疼痛等不适症状，以及咽喉、气道等食管以外的组织损伤的症状。睡眠监测中，食管压力监测可见一过性食管下端括约肌松弛的频率增加、食管蠕动振幅多变或降低。

04.406 食管压 esophageal pressure
平稳呼吸状态下，食管中下1/3交界处的压力。一般用以反映胸腔内压。睡眠监测时通过将监测导管顶端的充气气囊、充液导管或压力传感探头置于食管中下部来测量食管压。是探测呼吸努力敏感、精确的技术。

04.407 ［胃］酸暴露时间 acid contact time，ACT
胃酸反流的总暴露时间，pH降至4.0以下时可以确定有酸反流事件。用以监测食管反流情况。

04.408 动态 pH 监测 ambulatory pH monitoring
睡眠监测中动态探测食管内pH的技术。通常采用锑电极，与硫酸铜电极配对。

04.409 双探头 pH 监测 dual pH probe monitoring
将双探头分别置于食管近端和远端进行pH的监测。

04.410 ［胃食管］反流参数 reflux parameter
睡眠监测中反映胃食管反流的指标，通常报告总监测时间、直立和仰卧位时间内pH小于4.0所占的时间百分比。

04.411 ［胃食管］反流次数 number of reflux episode
睡眠监测中记录胃食管反流的发生次数。一般统计食管（pH<4.0）发生的次数。

04.412 ［胃食管］反流平均持续时间 average duration of reflux episode
一种睡眠监测中记录胃食管反流的指标。为每次反流持续时间的平均值。

04.413 ［胃食管］反流最长持续时间 longest reflux episode
一种睡眠监测中记录胃食管反流的指标。为反流持续的最长时间，有直立位和仰卧位之分。

04.414 ［胃］酸暴露时间百分比 percentage of acid contact time
一种睡眠监测中记录胃食管反流的指标。为pH降至4.0以下的时间占总睡眠时间的百分数。

04.415 多通道腔内阻抗 multichannel intraluminal impedance，MII
一种睡眠监测中记录胃食管反流的指标。联合pH探头在食管中发现液体、气体或液气体，测得食管内的阻抗，用以评估酸或非酸反流事件。

04.416 酸清除时间 acid clearance time
又称"酸廓清时间"。一种睡眠监测中记录胃食管反流的指标。睡眠监测中，记录注射酸后食管pH升至4.0，食管酸被清除的时间。

04.417 觉醒反应潜伏时间 arousal response latency
又称"觉醒反应潜伏期"。一种睡眠监测中记录胃食管反流的指标。为食管注酸后觉醒反应出现的潜伏时间。

04.418　首次吞咽潜伏时间　latency to the first swallow
又称"首次吞咽潜伏期"。一种睡眠监测中记录胃食管反流的指标。为食管注酸后首次吞咽反应出现的潜伏时间。

04.419　夜间阴茎勃起试验　nocturnal penile tumescence test，NPT test
一种确定晚上睡眠时是否出现阴茎勃起的试验。通常将压力环套于阴茎根部，测定勃起次数及时间。

04.420　睡眠相关勃起监测　sleep-related erection testing
记录睡眠期间持续阴茎勃起的监测技术。同时多导睡眠监测可确定勃起发生的睡眠期。

04.421　睡眠相关勃起　sleep-related erection
阴茎在睡眠或醒来时的自发勃起。所有没有生理勃起功能障碍的男性都会经历夜间阴茎勃起，通常为3～5次，在快速眼动睡眠期。但有人会出现痛醒勃起，影响睡眠。

04.422　夜间癫痫监测　nocturnal seizure study
为诊断或鉴别夜间癫痫而进行的多导睡眠监测。在标准导联基础上增加脑电图导联和视音频，监测人员必须整夜值守，必要时给予干预。

04.03　体动监测技术

04.423　体动图　actigram
多导睡眠监测中采用胫骨前导联观测腿动的肢体传感器，在睡眠中记录的身体运动的参数图形。

04.424　体动仪　actigraph
又称"活动测量传感器"。佩戴1周或更长时间持续记录身体的大运动，以客观评估睡眠–觉醒模式的小型活动记录仪。

04.425　加速度计　accelerometer
多导睡眠监测中用以监测身体运动的仪器。测定运动加速度以反映肢体运动。

04.04　核心体温和褪黑素监测技术

04.426　褪黑素检验　melatonin test
测量体内褪黑素水平的检验技术。是监测睡眠–觉醒昼夜节律的"金标准"方法。主要用于与昼夜节律相关疾病的诊断及光照或褪黑素治疗的选择和疗效评估。

04.427　唾液褪黑素水平　salivary melatonin level
唾液中褪黑素含量的动态变化。用于评估昼夜节律。

04.428　唾液褪黑素测定　salivary melatonin assay
通过观察唾液中褪黑素含量进行昼夜节律监测的检验方法。褪黑素的浓度在一天中是逐渐变化的，能够反映机体对昼夜节律的反应。

04.429　暗光褪黑素释放试验　dim-light melatonin onset，DLMO
测定褪黑素分泌水平动态变化的试验方法。在弱光（<30lx）条件下，患者取半卧位或坐位，从20:00至次晨3:00（或根据病情确定取样时间）每小时取唾液1次，测定褪黑激素值，观察褪黑素释放的时间。

04.430 暗光褪黑素消退试验 dim-light mela-tonin offset，DLM offset
测定褪黑素分泌水平动态变化的试验方法。在弱光（＜30lx）条件下，患者取半卧位或坐位，从20：00至次晨3：00（或根据病情确定取样时间）每小时取唾液2次，测定褪黑激素值，了解其变化规律。

04.431 血浆褪黑素 plasma melatonin
血浆中的褪黑素。褪黑素为松果体分泌的激素之一，与昼夜节律密切相关。血浆中褪黑素的含量可用于评估昼夜节律。

04.432 尿褪黑素代谢物 urinary melatonin metabolite
尿液中的褪黑素代谢物6-羟基硫酸褪黑素。褪黑素为脑松果体分泌的激素之一，与昼夜节律密切相关，可用于评估昼夜节律。

04.433 褪黑素分泌中点 melatonin midpoint
褪黑素为脑松果体分泌的与昼夜节律密切相关的激素，在一天中存在浓度变化，观察褪黑素浓度变化过程的计量中点为褪黑素分泌中点。

04.434 皮质醇检验 cortisol assay
通过测量皮质醇浓度以反映昼夜节律的检验方法。

04.435 最低核心体温 minimum of core body temperature，core body tempe-rature nadir
人的体温包括人体内部的核心温度和表层的体表温度。以腋下、口腔、直肠测得的温度代表核心体温。多在自身习惯醒来时的2小时前（或睡眠中期后1~2小时）出现最低点，大部分人出现在凌晨4：00~5：00。

04.05 嗜睡客观评价

04.436 多次小睡睡眠潜伏时间试验 multiple sleep latency test，MSLT
通过患者白天小睡 4~5 次来判断其白天嗜睡程度的一种检查方法。每 2 小时测试 1 次，每次入睡后描记15分钟，未入睡则描记20分钟。计算患者入睡的平均潜伏时间及异常快速眼动睡眠出现的次数，睡眠潜伏时间≤8分钟者为嗜睡，＞10分钟者为正常。

04.437 平均睡眠潜伏时间 mean sleep latency，MSL
在多次小睡睡眠潜伏时间试验中5次小睡的睡眠潜伏时间的平均值。日间小睡期开始到第一个睡眠迹象的时间，称为睡眠潜伏期。平均睡眠潜伏时间缩短被认为是病理性的（正常人为10分钟以上），且和严重思睡相关。

04.438 快速眼动睡眠潜伏时间 rapid eye movement sleep latency
在睡眠监测记录时间内，入睡至第一个快速眼动出现的时间。

04.439 睡眠起始快速眼动 sleep onset rapid eye movement period
在睡眠监测记录中，睡后15分钟内任何时间出现的快速眼动睡眠。

04.440 清醒维持测验 maintenance of wakefulness test，MWT
检测受试者抗拒睡眠的能力，评价潜在的清醒维持系统功能的一项测试。实施的步骤类似于多次小睡睡眠潜伏时间试验，最大的区别在于给予受试者的指令不同。可用于日间思睡患者进行治疗后的疗效评估。当维持清醒的能力障碍造成公共或个人的安全问题时，可行40分钟的清醒维持测验检查以评估其维持清醒的能力。

04.441　瞳孔监测　pupil monitoring, pupillography

一种客观的、以实验室为基础的通过电子监测瞳孔大小来评估思睡程度的方法。其理论依据是瞳孔的大小及其稳定性与思睡的程度成反比。

04.442　警觉测验　vigilance test, VT

要求受试者在一段时间内重复单一任务，可以灵敏地反映睡眠缺少对受试者维持觉醒能力影响的一类测试。试验的目的是营造一种沉闷乏味的氛围，通过非刺激性任务评价警觉性变化，以协助睡眠和觉醒障碍的临床判断。

04.443　精神行为警觉测验　psychomotor vigilance test, PVT

用于测量行为警觉性及持续性注意能力的一项测试。测试在计算机上进行，每次黑色计算机屏幕上出现一个白色的圆点，显示时间为50毫秒，共出现100次，每次间隔3～7秒不等，总测试时间为7～10分钟。要求受试者看到圆点时尽快正确按键，以测定其反应时间。

04.444　牛津睡眠抵抗测验　Oxford sleep resistance test, OSLER test

英国牛津睡眠实验室建立的一项简化睡眠觉醒维持试验。其大体方法：试验时患者处于安静、黑暗的室内，呈半坐卧位；在患者前面3m处安装有一个直径约1cm的红色指示灯，在计算机的控制下每3秒闪亮1次，持续1秒；患者手握一个按压感受器，要求指示灯每亮1次按压1次，通过计算机把患者对指示灯的反应记录下来。患者连续7次对指示灯的闪亮无反应，或试验超过40分钟时试验终止；要求患者在试验中自然保持觉醒，禁用特殊的方法如唱歌、握紧拳头和走动保持清醒。

04.06　睡眠相关量表和问卷

04.445　艾普沃斯嗜睡量表　Epworth sleepiness scale, ESS

由澳大利亚艾普沃斯（Epworth）医院的默里·约翰斯（Murry Johns）编制的睡眠量表。于1991年用于临床，用作白天思睡程度自我评估工具。该量表共有8个问题，每个问题按0～3四个等级计分。总分为0～24分。得分越高，思睡程度越严重。艾普沃斯嗜睡量表总分大于10分时通常定义为日间过度思睡（EDS）。

04.446　斯坦福嗜睡量表　Stanford sleepiness scale, SSS

一种评价思睡程度的主观测量工具。斯坦福嗜睡量表与艾普沃斯嗜睡量表的不同之处是，后者检测受试者一天中总体的思睡体验，而前者可即时地评估某个特定时间的思睡体验。它要求受试者在7个备选项中选择能代表他们主观思睡水平的描述。作为单条目的量表，其适于在研究及治疗过程中被重复运用。

04.447　监测前睡眠问卷　pretest question-naire

一种自陈式睡眠问卷。通过测量困倦程度和增加气道阻力的风险来评估阻塞性睡眠呼吸暂停的可能性。最常用的有STOP问卷（Snoring, Tiredness, Observed apnea, high blood Pressure questionnaire）、STOP-BANG 量表、艾普沃斯嗜睡量表和（或）斯坦福嗜睡量表。

04.448　监测后睡眠问卷　posttest question-naire
一种对夜间睡眠进行主观评估的量表。问卷内容包括主观入睡潜伏期、主观总睡眠时间、觉醒次数及时间，并对睡眠质量、精力恢复情况、警觉水平及注意力情况进行等级评估。

04.449　睡眠日志　sleep log
按照24小时为周期的睡眠状况记录。受试者在固定的时间填写睡眠日志（通常是早晨起床后），评估的具体内容包括入睡时间、睡眠总时间、睡眠效率、睡眠质量、白天思睡情况等。

04.450　STOP-BANG 量表　Snoring，Tiredness，Observed apnea，high blood Pressure-Body mass index，Age，Neck circum-ference and Gender questionnaire；STOP-BANG questionnaire
一种新型筛查阻塞性睡眠呼吸暂停的自填式问卷。共包含8个问题，分别为阻塞性睡眠呼吸暂停常见症状、体征或易感因素，回答"是"的条目越多，问题越严重。

04.451　柏林问卷　Berlin questionnaire，BQ
一种睡眠呼吸障碍定性诊断工具。在国际上应用较广泛，共有11个阻塞性睡眠呼吸暂停相关症状或表现的问题，答案中认同的条目越多，问题越严重。

04.452　睡眠功能性结局问卷　functional outcomes of sleep questionnaire，FOSQ
一种自陈式睡眠问卷。由30个有关疲劳对日常活动影响的问题组成，主要研究日常生活

的5个方面：活动水平、警惕性、亲密关系、生产力和社会结果。主要用于评估被调查者的生活质量。

04.453　睡眠障碍的信念和态度量表　dys-functional beliefs and attitudes about sleep，DBAS
一种用来辨别严重影响患者情绪的非理性念头的量表。涉及对失眠原因的理解，对失眠后果的估计，对睡眠的期望，对控制和预测睡眠的能力评价，对促进睡眠行为的认识。由加拿大睡眠专家莫林（Morin）于1995年编制，共30题，大部分为错误的信念与态度，得分越高，问题越严重。

04.454　睡眠卫生意识和习惯量表　sleep hygiene awareness and practice scale，SHAPS
一种用来了解患者自己的活动对睡眠是有益还是有破坏性或对睡眠无作用的量表。包括13个睡眠卫生意识和19个睡眠卫生习惯问题，每个条目由0~7个数字评估。

04.455　睡眠信念量表　sleep beliefs scale，SBS
睡眠卫生意识和习惯量表的简化版本。包括睡眠卫生意识和习惯量表的9个最突出问题，以及11个相关问题的补充。

04.456　福特应激性失眠反应测验　Ford in-somnia response to stress test，FIRST
一种用于评估个体处于应激情境下失眠的易感程度的测试。由美国亨利·福特医院的德雷克（Drake）等于2004年编制，为9个条目的自评量表。

04.457　入睡前觉醒量表　pre-sleep arousal scale，PSAS
又称"睡前激发程度量表"。一种用于评估个体入睡前生理及心理的激发程度的量表。

由美国的尼卡西奥（Nicassio）等于1985年编制，为16个条目的自评量表。

04.458 匹兹堡睡眠质量指数 Pittsburgh sleep quality index，PSQI
一种用于评估睡眠质量的量表。由美国匹兹堡大学的比斯（Buysse）等于1989年编制，由19个自评条目及5个他评条目组成。该量表适用于评估睡眠障碍患者、精神障碍患者近2个月的睡眠质量，同时也适用于一般人睡眠质量的评估。

04.459 失眠严重程度指数 insomnia severity index，ISI
又称"失眠严重程度量表"。一种用于评估个体近2周的失眠严重程度的量表。由加拿大的巴斯琴（Bastien）、莫林（Morin）等于2001年编制，为7个条目的自评量表。

04.460 阿森斯失眠量表 Athens insomnia scale，AIS
一种用于评估个体近1个月的睡眠情况的量表。由希腊的索尔达托斯（Soldatos）等于2000年编制，该量表是基于国际疾病分类（ICD-10）的失眠诊断标准制定的自评量表。共8个条目，也有5个条目的版本。

04.461 詹金斯睡眠量表 Jenkins sleep scale，JSS
一种用于个体睡眠问题初步筛查的量表。由美国的詹金斯（Jenkins）等于1988年编制，为4个条目的自评量表。

04.462 清晨型-夜晚型量表 morningness-eveningness questionnaire，MEQ
一种用于评估个体昼夜节律倾向的量表。由英国的霍恩（Horne）等于1976年编制，为19个条目的自评问卷。

04.463 清晨型-夜晚型量表-5项 morningness-eveningness questionnaire-5，MEQ-5
又称"清晨型-夜晚型问卷-5项"。一种用于评估个体昼夜节律倾向的量表。由西班牙的阿丹（Adan）等于1991年发表，在清晨型-夜晚型量表的基础上进行了简化，为5个条目的自评问卷。

04.464 睡眠障碍评定量表 sleep dysfunction rating scale，SDRS
一种用于个体失眠严重程度量化评估的量表。由中国的肖卫东等于2007年编制，该量表是基于《中国精神障碍分类与诊断标准》第3版的失眠诊断标准制定的。为10个条目的他评量表。

04.465 BEARS睡眠筛查工具 bedtime issues，excessive daytime sleepiness，night awakenings，regularity and duration of sleep，snoring；BEARS
一种用于筛查儿童睡眠相关问题的量表。由美国的欧文斯（Owens）等于2005年编制，为5个条目的他评量表。分别是入睡问题、白天困倦问题、夜醒问题、睡眠规律及时间问题、睡眠呼吸障碍问题。

04.466 儿童睡眠习惯问卷 children's sleep habits questionnaire，CSHQ
一种主要用于评估儿童睡眠质量的睡眠问卷。在参考国际睡眠障碍分类的基础上，2000年由美国的欧文斯（Owens）根据学龄前和学龄儿童的生理特点编制而成，适用范围为4～12岁。

04.467 儿童睡眠紊乱量表 sleep disturbance scale for children，SDSC
一种评价儿童睡眠障碍发生频率的量表。由意大利研究者奥利维耶罗（Oliviero）于1996年创建，适用于5～16岁儿童睡眠障碍筛查。

主要包括26个条目，可划分为入睡和维持睡眠困难、睡眠呼吸障碍、觉醒障碍、睡眠–觉醒转换障碍、过度思睡、睡眠过度多汗六大类型。

04.468　儿童睡眠问卷　pediactric sleep questionnaire，PSQ

一种评估儿童睡眠呼吸障碍的量表。对儿童打鼾、嗜睡、行为、睡眠呼吸等进行三大类40个条目的测试。由谢尔万（Chervin）等于2000年发布。2016年由首都医科大学附属北京儿童医院引入国内。

04.469　简明婴儿睡眠问卷　brief infant sleep questionnaire，BISQ

一种评估0～3岁婴幼儿睡眠的调查问卷。要求主要照养人根据婴幼儿最近2周的睡眠情况填写。调查内容包括婴幼儿详细的白天和夜晚睡眠模式，如就寝时间、入睡潜伏期、夜醒次数及时间、白天睡眠时间、夜间睡眠时间及24小时总睡眠时间等。

04.470　鼾症儿童睡眠障碍量表　sleep questionnaire scale in snoring children

一种用于调查睡眠打鼾或张口呼吸儿童睡眠障碍的量表。2017年由首都医科大学附属北京儿童医院发布，共40个条目。

04.471　发作性睡病严重[程]度量表　narcolepsy severity scale，NSS

又称"嗜睡症严重程度量表"。一种有关嗜睡症严重程度的自评量表。由15个条目组成，评估5种主要嗜睡症症状（白天过度嗜睡、猝睡症、睡前幻觉、睡眠瘫痪和夜间睡眠中断）的严重程度、频率和影响，得分越高表明症状越严重。

04.472　乌兰林纳发作性睡病量表　Ullanlinna narcolepsy scale，UNS

一种区分发作性睡病患者和健康对照人群的量表。包含4个方面的内容，涉及发作性睡病猝倒、嗜睡等主要症状和场景。

04.473　情绪触发猝倒问卷　cataplexy emotional trigger questionnaire，CETQ

一种快速评估猝倒发作的简单问卷。包含5个问题，评估猝倒时感觉和运动功能障碍情况。

04.474　快速眼动睡眠行为障碍量表　REM sleep behavior disorder questionnaire，RBDQ

一种详细评估快速眼动睡眠行为障碍患者严重程度的量表。在多个国家和地区有本地化版本。核心内容包括睡眠行为表现、在睡眠中受伤的严重程度、睡眠环境三大项，又分为12～18个小问题不等。

04.475　快速眼动睡眠行为障碍筛查量表　REM sleep behavior disorder screening questionnaire，RBDSQ

一种用于快速、便捷地识别快速眼动睡眠行为障碍高危个体的筛查工具。包括10个条目，涉及快速眼动睡眠行为障碍的典型症状或表现。

04.476　国际不宁腿综合征研究组评估量表　international restless leg syndrome study group rating scale，IRLS

又称"国际下肢不宁综合征研究组评估量表"。一种用于评估不宁腿综合征在过去1周内对患者影响程度的自评量表。量表共有10个条目，分为两个方面：一是评估症状严重程度（性质、强度、频率）；二是评估症状对患者造成的影响（睡眠问题，日间功能紊乱、情绪的改变）。

04.477　约翰斯·霍普金斯不宁腿严重程度量表　Johns Hopkins restless leg severity

scale，JHRLSS

又称"约翰斯·霍普金斯下肢不宁严重程度量表"。一种由临床医生根据患者白天不同表现评估患者不宁腿病情严重程度的量表。该量表仅有1个条目：每天发生不宁腿综合征症状的时间（12：00后），根据患者症状持续时间给出从轻到重（0～4分）的评分。

04.478　不宁腿综合征生活质量问卷　restless leg syndrome quality of life question-naire，RLSQoL

又称"下肢不宁综合征生活质量问卷"。一种用于评估患者的生活质量和评价治疗对不宁腿综合征症状改善效果的问卷。问卷共含18个条目，评价过去4周不宁腿综合征症状对患者日常活动、晚上的活动情况、注意力、性生活及工作的影响。

04.479　卡尔加里睡眠呼吸暂停生活质量指数　Calgary sleep apnea quality of life index，SAQLI

一种评估睡眠呼吸暂停患者生活质量的访谈式量表。包括日常功能、家庭关系、社会交往、情绪功能、症状、治疗相关症状及治疗效果7个部分，反映患者近4周内的情况，可以灵敏地反映治疗前后的变化。

04.480　帕金森病睡眠量表　Parkinson dis-ease sleep scale，PDSS

一种专门用于评估帕金森病患者常见睡眠问题的量表。由15个问题组成。

04.07　睡眠相关疾病及综合征

04.481　唐氏综合征　Down syndrome

又称"21三体综合征（trisomy 21 syn-drome）"，俗称"先天愚型"。人体的基因组额外多1条21号染色体所致的先天性染色体疾病，是一种常见的常染色体异常综合征。临床表现多种多样，尤以特殊面容、肌张力低下、通贯掌、先天性心脏病、智力发育迟缓突出。

04.482　皮质醇增多症　hypercortisolism

又称"库欣综合征（Cushing syndrome）"。由肾上腺皮质长期分泌过量皮质醇引起的一组综合征。病因包括肾上腺皮质自主分泌皮质醇的肿瘤，垂体或其他脏器分泌过量的促肾上腺皮质激素，使双侧肾上腺皮质增生，从而分泌过量的皮质醇。主要表现为满月脸、多血质外貌、向心性肥胖、痤疮、紫纹、高血压、继发性糖尿病和骨质疏松等。

04.483　软骨发育不全　achondroplasia

一种由软骨内骨化缺陷所致的先天性发育异常。主要影响长骨，临床表现为特殊类型的侏儒——短肢型侏儒。

04.484　肢端肥大症　acromegaly

一种由生长激素过量导致的疾病。通常为分泌性垂体细胞腺瘤所致。多发生在青春期之后，以渐进性骨骼生长、手足增大、皮肤增厚、颜面粗糙为特征。

04.485　甲状腺功能减退症　hypothyroidism

简称"甲减"。由各种原因引起的血清甲状腺激素缺乏或对激素作用发生抵抗所致机体代谢及各系统功能减退为主要表现的临床综合征。

04.486　长面综合征　long face syndrome

一种以颜面垂直方向不协调为主要表现的综合征。面上1/3正常，面中1/3表现为鼻部高，鼻及鼻翼基底窄，鼻侧区凹陷，面下1/3

长。自然松弛状态时上、下唇不能闭合。上切牙暴露过多，开唇露齿，笑时牙龈暴露，常表现为颏后缩，常可有开𬌗、反𬌗。

04.487　短颅　brachycephalic head form
冠状缝过早闭合或外部变形导致的平颅畸形。

04.488　面中部发育不全　midfacial hypoplasia,
midface hypoplasia
以面中部及鼻发育不良为主要特征的上颌鼻发育不全。

04.489　克鲁宗综合征　Crouzon syndrome
又称"遗传性家族性颅面骨发育不全"。表现为上颌骨形成不良，以及眼部发育异常的颅骨发育畸形。

04.490　原发性下颌[骨]发育不全　primary

mandibular deficiency
先天性髁突缺失导致的严重面部畸形。常表现为下颌体短、下颌升支短、下颌开张角大。

04.491　小颌畸形　micrognathia
又称"下颌[后缩]畸形"。先天性下颌骨发育不全及外伤、感染破坏下颌髁突生长中心所致的畸形。表现为下颌变短后缩，前牙深覆𬌗、小颏、无颏畸形。

04.492　皮埃尔·罗班综合征　Pier Robin
syndrome
又称"皮埃尔·罗班序列征（Pierre Robin sequence）""罗班序列征（Robin sequence）"。一种以唇腭裂、下颌畸形、舌下垂为主要表现的常染色体显性遗传疾病。该畸形的原发缺陷是下颌骨发育不良，使舌后移，不能从两外侧腭突间下降，从而阻碍外侧腭突的融合而导致腭裂。

04.08　睡眠疾病相关影像诊断

04.493　头影测量　cephalometry, cephalography
测量X线头颅定位照相所得的影像，对牙颌、颅面各标志点描绘出一定的线角而进行的测量分析。可以了解牙颌、颅面软硬组织的结构。

04.494　鼻腔　nasal cavity
鼻内部一个前后狭长的腔隙。顶部较窄，底部较宽，前经鼻孔通向体外，后经鼻后孔通向咽腔，由鼻中隔分为左、右二腔。每侧鼻腔又分为前部的鼻前庭和后部的固有鼻腔。

04.495　鼻咽　nasopharynx
咽的上部。位于鼻腔后方，上达颅底，下至腭帆游离缘平面续口咽部，向前经后鼻孔通鼻腔。鼻咽腔变窄时可影响呼吸，熟睡时表现为张口呼吸。

04.496　口咽　oropharynx
咽的中部，鼻咽下延到舌根的上气道区域。可进一步分为腭咽和舌咽。向前经咽峡与口腔相通，下通喉咽部。

04.497　腭咽　velopharynx
口咽的上部，软腭后方的上气道区域。上与鼻咽相通，下与舌咽相通。

04.498　舌咽　glossopharynx
口咽的下部，舌根后方的上气道区域。上与腭咽相通，下与喉咽相通。

04.499　喉咽　hypopharynx
又称"下咽部"。咽的最下部。上起自会厌上缘平面，下至甲状软骨水平与支气管、食管相续。

04.500 鼻后间隙 retronasal space
头影测量指标之一。包括后鼻棘–咽顶点距（PNS-R）或后鼻棘–上咽壁距（PNS-UPW），分别表示鼻咽上下界的上气道矢状向间隙。

04.501 软腭后间隙 retropalatal space
头影测量指标之一。包括软腭后–软腭后咽壁距（SPP-SPPW）或腭垂尖–中咽壁距（U-MPW），分别表示腭咽上气道的矢状向间隙。

04.502 舌后间隙 retroglossal space，PAS
又称"后气道间隙"。头影测量指标之一。从下齿槽座点（B）到下颌角点（Go）连线与上气道相交的截径，表示上气道舌咽段的矢状向间隙。

04.503 眶耳平面 orbital plane
头影测量指标之一。由耳点与眶点连线组成，大部分个体在头影测量头位下，眶耳平面与地面平行。

04.504 正中矢状平面 mid-sagittal plane
头影测量指标之一。为通过人体正中线的矢状测量面。

04.505 下颌平面角 mandibular plane to Frankfort Horizontal plane，MP-FH
头影测量指标之一。为下颌平面与眶耳平面的交角。代表下颌体的陡度、下颌角的大小，也反映面部的高度。

04.506 锥形线束 CT cone beam computed tomograph
又称"数字容积体层摄影（digital volumetric tomography）"。一种锥形束投照计算机重组断层影像技术。是口腔科应用较广的低辐射三维影像技术，可进行上气道观测。

04.507 计算机体层成像 computed tomograph，CT
利用精确准直的成像媒介（如X线、γ射线、超声波等）与高灵敏度的探测器，围绕人体的某一部位采集数据，并根据需要重建断面影像的一种成像方法。根据照射源不同可分为X线计算机体层成像（X-CT）、超声计算机体层成像（UCT）和γ射线计算机体层成像（γ-CT）等。

04.508 磁共振成像 magnetic resonance imaging，MRI
利用生物体内特定原子核在磁场中所表现出的磁共振现象而产生信号，经空间编码、重建而获得影像的一种成像技术。

04.509 B 型超声 type-B ultrasonic
采用超过20 000Hz的声波，以灰阶（即亮度模式）形式来诊断疾病的一种声呐技术。可用于上气道周围组织及膈肌运动的观测。

04.510 电子鼻咽镜 electronic nasopharyngoscope
一种全数字式内镜。经鼻进入人体，用于检查上气道。较传统喉镜纤细，受检者痛苦小；较纤维鼻咽镜成像清晰。可用于观察上气道运动、腺体增殖、舌体和软腭大小及功能等情况，但不具备手术功能。

04.511 纤维鼻咽镜 fiber nasopharyngoscope
利用光导纤维与透镜组合来完成传导光线与图像，经鼻进入人体，用于检查上气道的一种医疗器械。可以观察上气道及其周围组织形态和功能运动，以及评估腺样体肥大，也可通过自带手术钳完成软组织切除。

04.512 鼻阻力计 rhinomanometer
一种通过呼吸面罩和呼吸管测量鼻气流压力而得到鼻阻力数据的仪器。可快速、无创评估鼻腔通气阻力，可就各种鼻炎、鼻中隔偏曲、鼻甲肥大对鼻呼吸功能的影响进行量化评估。

04.513　鼻气流计　rhinospirometer
一种通过呼吸面罩和呼吸管测量鼻气流大小而得到单位时间鼻气流数据的仪器。可快速、无创测定左鼻腔气流量（VL）、右鼻腔气流

量（VR）、鼻呼吸量比率（NPR）等参数，对鼻呼吸功能进行量化评估。

04.514　鼻声反射仪　rhinometer
一种利用声波反射的原理评估鼻腔气道情况的仪器。可客观描述鼻腔的最小截面积和距鼻孔一定距离的鼻腔容积，快速、无创地反映鼻腔的形状。

05. 睡眠疾病治疗学

05.01　认知行为治疗

05.001　行为激活　behavioral activation
又称"应用行为分析法（applied behavior analysis，ABA）"。一种重性抑郁障碍（MDD）行为治疗方案。20世纪70年代由卢因森（Peter M. Lewinsohn）及其同事设计。其理论假设是，愉快事件的减少或厌恶事件的增加是抑郁发生发展的主要机制。因此，行为激活就是让抑郁症患者行动起来。在失眠的认知行为治疗中，行为激活是指失眠患者进行有益睡眠的行为。

05.002　失眠认知行为治疗　cognitive behavioral therapy for insomnia，CBTI
针对导致失眠长期维持的因素，通过纠正患者关于睡眠的错误认识，建立程序化睡眠行为，从根本上解决导致失眠问题的治疗方法。认知行为治疗的具体内容包括睡眠相关的认知治疗、行为干预及睡眠健康教育等。

05.003　[失眠]心理行为治疗　psychological and behavioral treatment
一种针对失眠，主要包括睡眠卫生教育和认知行为治疗的心理治疗。将就诊者不正确的认知引导为正确的认知，将就诊者不正确的

行为习惯引导为正确的行为习惯。疗法包括睡眠限制、刺激控制疗法、放松训练、认知策略及这些方法的联合应用。

05.004　意象引导　guided imagery
一种心理治疗方法。患者体验到的情绪问题无法直接通过理性和认知的过程来认识时，可以用象征性意象传达信息和对情绪产生潜意识的认知，意象引导提供了一个直接而迅速的体验和认识复杂内心情绪状态的媒介。

05.005　意象预演治疗　imagery rehearsal therapy
一种心理治疗方法。由肖尔（J. E. Shore）在20世纪70年代提出并加以应用。他把想象看作发生在个体意识深处，并能够接近个体内心世界的重要手段。应用大量不同的想象方法，如自发想象法、引导想象法、自我意象想象法、性想象法、父母想象法及深层想象法等。

05.006　精神静默　mental silence
又称"超觉静默"。一种简单易行、自然且不费力的静坐技术。练习者体验到思想过程

越来越宁静，直到一种完全静止的精神状态。在这种状态中，注意力超越了日常思想水平。

05.007 冥想 meditation
瑜伽实现入定的一项技法和途径。把心、意、灵完全专注于原始之初，最终目的在于把人引导至解脱的境界。瑜伽者通过冥想来制服心灵，并超脱物质欲念，感受到和原始动因直接沟通。

05.008 正念 mindfulness
能进行深入观察的觉照。当完全地觉知并深入地观察某个对象时，能观和所观的界限就逐渐消失，能观和所观成为一体。是一种消解压力、自我放松的方法。

05.009 正念干预 mindfulness-based inter-vention
利用正念原理对睡眠疾病进行的干预。现代的干预方式分为标准化易练习的方法，如正念减压疗法和正念认知疗法，也有进一步个性化的心理干预方式，如辩证行为治疗及接受和承诺治疗。

05.010 正念减压治疗 mindfulness-based stress reduction，MBSR
利用正念原理对睡眠疾病进行的减压治疗。一般包括躯体扫描、静坐观呼吸、行禅、瑜伽练习等。

05.011 放松训练 relaxation training
通过呼吸放松、想象放松、静坐放松、自律放松等方法缓解肌肉痉挛、缓解疼痛、降低身体和心理应激、调节自主神经、改善睡眠的锻炼方式。

05.012 渐进式放松 progressive relaxation
一种可以单独或联合应用于处理躯体和情绪不适的心身调节技术。治疗师指导受检者安静、不动，按一定的顺序对肌群进行"收缩—放松—收缩—放松"训练，体会主要肌群的紧张感与放松感，并注意良好的身体感觉，进而学会调控，以后自己进行放松练习。

05.013 睡眠限制 sleep restriction
通过缩短卧床清醒的时间等方法，增加入睡驱动能力以提高睡眠效率的一种行为疗法。

05.014 睡眠压缩[疗法] sleep compression
一种睡眠限制疗法。通过睡眠日记逐步减少床上觉醒时间，直至睡眠效率调整为85%～90%。

05.015 睡眠削减[疗法] abridged sleep treatment
一种睡眠限制疗法。以限制卧床时间来增加睡眠效率。

05.016 刺激控制[疗法] stimulus control
一套行为干预措施。目的在于改善睡眠环境与睡眠倾向（睡意）之间的相互作用，恢复卧床作为诱导睡眠信号的功能，消除由于卧床后迟迟不能入睡而产生的床与觉醒、焦虑等不良后果之间的消极联系，使患者易于入睡，重建睡眠-觉醒生物节律。

05.017 光疗法 light therapy
全称"光照疗法"。主要利用可见光调整睡眠节律、改善失眠症状的治疗方法。如治疗睡眠-觉醒时相延迟或季节性情感障碍。

05.018 日间小睡 daytime napping
一段短暂的睡眠。通常在白天小憩，作为夜间睡眠期的辅助。

05.019 计划性小睡 scheduled nap
一种有计划、有限制的日间小憩。对失眠患

者一般建议白天尽量不要睡觉或上床休息，但在非常必要情况下可安排午间小睡，时间不宜超过30分钟。

05.020 预防性小睡 prophylactic nap
又称"预防性午睡"。一种日间小憩。在熬夜、长途旅行等影响睡眠的事件发生之前可以安排小睡，通常在午间。

05.021 睡眠日记 sleep diary
国际公认的辅助检查睡眠疾病的方法。通常通过记录睡眠日记来收集关于日常睡眠模式信息，帮助了解睡眠情况。睡眠日记的内容包括记录睡眠时间与情况，如上床睡眠的时间、早上起来的时间、夜间入睡潜伏期、夜间入睡后又醒来的次数和累计觉醒的总时间、最后醒来的时间、午睡或打盹累计时间、用药情况及睡眠质量。总的觉醒时间是指夜间入睡潜伏期、入睡后醒来和早上早醒（今晨醒来的时间减去昨晨觉醒时间之差）累计的夜间觉醒总时间。

05.022 优化排班 optimizing shift scheduling
根据睡眠医学原理对排班制度进行优化的操作。可有效减轻轮班人员负担，减少轮班工作对人的负面影响。

05.02 昼夜节律干预

05.023 昼夜节律干预 circadian intervention
通过干预患者入睡和觉醒的时间或辅以其他手段如光照疗法等，使患者恢复到正常节律的治疗方法。

05.024 ［睡眠］时相转换 phase shift
又称"［睡眠］时相移位"。在合适时间应用强光照射转变体内生物钟时相的治疗方法。

05.025 固定明–暗时间表 fixed light-dark schedule
采用固定时间进行光照以调整昼夜节律的方法。

05.026 24 小时时相导引方案 entrained 24-hour protocol
使机体暴露于24小时光照周期中以调整机体的生物钟与之同步化的方法。

05.027 ［睡眠］时相转换方案 phase-shifting protocol
采用定时光照等方法调整患者的昼夜时相转换过程，使之与正常的昼夜节律相一致的治疗方案。

05.028 时间隔离方案 time-isolation protocol
一种在规定的时间里做规定的事情的专时专用方案。

05.029 强迫去同步化方案 forced desynchrony protocol
一种用于人体昼夜节律研究的方法。给定的睡眠–觉醒周期比昼夜节律起搏器能达到的范围要长或短得多，用来区分对昼夜节律的内源性和活动相关的影响。

05.030 恒定常规方案 constant routine protocol
一种用于研究不受外界因素影响的内源性昼夜节律的方案。是人类昼夜节律研究的常用方法。在该方法中，受试者在恒定的光照、温度和半卧位姿势等条件下至少维持24小时。同时，受试者在整个方案中均匀地进食，并且通常不允许在此期间睡觉。在上述条件下评估一些感兴趣的变量，最常见的是核心体温和褪黑素含量。

05.031 长夜方案 long night protocol
一种昼夜节律研究方法。在此模式下，受试者所处的黑暗时间比光亮时间长，目的是测试人类昼夜节律系统适应短日照（如10小时）和长黑夜（如14小时）的能力。

05.03 气道正压通气治疗

05.032 气道正压通气 positive airway pressure，PAP
用呼吸机提供高于大气压的通气压力进行机械通气。改变了机体的正常生理状况，负效应较大，需进行有针对性的监测。

05.033 无创正压通气 non-invasive positive pressure ventilation，NPPV
无须建立人工气道（如气管插管、气管切开等）的气道内正压通气。常采用鼻罩或面罩等连接方式，也有少部分通过鼻塞、鼻咽管或喉罩连接。

05.034 持续气道正压通气 continuous positive airway pressure，CPAP
患者在自主呼吸的基础上，于吸气相和呼气相由呼吸机向气道内输送恒定的正压气流，正压气流大于吸气气流，使气道在整个呼吸周期均保持正压的机械通气。

05.035 双水平气道正压通气 bilevel positive airway pressure，BPAP
又称"双相气道正压通气（biphase positive airway pressure，BIPAP）"。一种特殊的定压型通气模式。同时设置吸气相和呼气相，分别给予不同水平的气道正压，在吸气相和呼气相之间定时切换，吸气相时间、呼气相时间、吸气相压力、呼气相压力皆可自由调节，互不影响。通气压力是吸气相压力和呼气相压力之差，允许患者在两种水平上进行自主呼吸。实质是压力控制通气和持续气道正压的结合。

05.036 自动持续气道正压通气 auto con-tinuous positive airway pressure，auto-CPAP
无创通气时由呼吸机向气道内输送正压气流，以维持上气道通畅的通气模式。全自动持续正压通气可在设定的压力范围内，根据患者气道阻塞情况，自动调整治疗压力，可提高治疗舒适度。

05.037 智能型气道正压通气 smart positive airway pressure
由具备人工智能的呼吸机向气道内输送正压气流，以维持上气道通畅的通气模式。智能化通气模式包括成比例辅助通气、神经调节辅助通气、平均容量保证压力支持、智能容量保证压力支持等，可弥补传统通气模式在某些功能上的不足，在保证通气效果上具有显著的理论优势。

05.038 自动双水平气道正压通气 auto bi-level positive airway pressure，auto-BPAP
由呼吸机自动向气道内输送正压气流，以维持上气道通畅的通气模式。在所设置的范围内，根据出现的各种阻塞性呼吸事件分别自动调整吸气压和呼气压，保持气道开放的通气模式。

05.039 压力支持通气 pressure-support ven-tilation，PSV
自主呼吸触发和维持吸气过程，并间接影响吸气、呼气的转换，呼吸机给予一定压力辅助的通气模式。压力为方波，流量为递减波，流量转换。吸气流量、潮气量、呼吸频率受自主呼吸能力和通气压力的双重影响，是目前最常用的通气模式之一。

05.040　吸气相气道正压[通气] inspiratory positive airway pressure，IPAP
在控制呼吸或辅助呼吸时，于吸气期在呼吸道保持一定正压的通气方式。

05.041　呼气相气道正压[通气] expiratory positive airway pressure，EPAP
在控制呼吸或辅助呼吸时，于呼气期在呼吸道保持一定正压的通气方式。

05.042　经鼻呼气相气道正压[通气] nasal expiratory positive pressure，nEPAP
在控制呼吸或辅助呼吸时，于呼气期经鼻给予呼吸道一定正压的通气方式。

05.043　气道正压压力滴定 positive airway pressure titration
通过逐步调整无创正压压力，寻找和发现气道开放所需最低有效治疗压力即最适压力的过程和技术。该压力可以消除所有睡眠期及各种睡眠体位下的呼吸暂停、低通气、呼吸努力相关性觉醒和鼾声，并维持整夜睡眠中氧饱和度处于正常水平，恢复正常睡眠结构。

05.044　人工[压力]滴定 manual titration
在睡眠实验室应用多导睡眠监测同时连接持续气道正压通气、双水平气道正压通气或多模式压力滴定设备，睡眠技术人员根据睡眠过程中出现的呼吸事件逐步调整压力，以确定维持上气道开放所需的最低有效治疗压力的过程和技术。

05.045　自动压力滴定 auto-titrating positive airway pressure titration
自动呼吸机在预设的最高和最低压力之间，

自动探查气流量（呼吸暂停或低通气）、波形扁平（气流受限）、震动（鼾声）和（或）气道阻力，并产生相应反应而反复升压、降压的过程和技术。

05.046　平均容量保证压力支持通气 average volume-assured pressure support，AVAPS
一种通过设置目标潮气量，呼吸机可以自动调节吸气压力以达到预设潮气量的通气模式。

05.047　适应性伺服通气 adaptive servo ventilation，ASV
针对伴心力衰竭的睡眠呼吸暂停及复杂睡眠呼吸暂停等患者采用的一种自适应的持续低压通气模式。以之前动态时间内峰流速计算目标通气量，实时自动调整压力支持以达到目标通气量。当通气和气流减少时压力支持增加，而通气和气流增加时压力支持减少，具有稳定通气的作用。

05.048　斯塔林阻抗模型 Starling resistance model
用来解释两端固定的可塌陷管道内流体引起的压力变化的一种模型。整个上气道可以简化为一个两端固定的可塌陷管道，可以用此模型来研究其中的压力变化。最早应用于静脉回流的血液流体力学问题中。

05.049　呼气末压力释放系统 expiratory pressure relief system
气道持续正压通气过程中，在呼气时主动降低压力的设置系统。

05.050　面罩 mask
能把鼻和口包住，然后用固定带或面罩架固定的一种吸氧或通气装置。用于氧疗、机械通气或卫生防御。

05.051　鼻罩 nasal mask
无创通气治疗时，单纯覆盖鼻部，然后用固

定带或面罩架固定的一种通气面罩。

05.052　口鼻罩　oronasal mask
可用固定带或面罩架固定在面部，仅覆盖鼻和口，进行无创机械通气的面罩。

05.053　鼻枕　nasal pillows
无创通气治疗时，直接通过鼻孔，然后用固定带固定的一种人机连接的面罩。

05.054　全脸面罩　full face mask
可用固定带或面罩架固定在面部，覆盖鼻、口、下颌，进行无创机械通气的面罩。

05.055　口含罩　mouth piece
无创通气治疗时，单纯覆盖口腔，然后用固定带或面罩架固定的一种通气面罩。

05.056　湿化　humidification
通气治疗中借助湿化装置将雾气或蒸汽送至气道以提高气体湿度的技术。

05.057　加温湿化器　heated humidifier
湿化治疗时，使湿化气体保持一定温度的加温装置。

05.058　加温湿化　heated humidity，HH
湿化治疗时，采用加温装置，使湿化气体保持一定温度的技术。

05.059　延时升压时间　ramp time
无创正压通气开始时，根据患者通常的入睡时间为预设压力逐渐上升的一段时间。在未睡时给予低压，在睡眠开始才给予合适压力控制的方法。是提高无创正压通气治疗舒适性的一种方法。

05.060　后备通气　backup ventilation
当患者自主呼吸间隔超过设定值或静息每分钟通气量降至一定水平时，呼吸机即按预设的通气模式和参数自动提供通气支持的一种通气模式。是呼吸机的安全保障设置。

05.061　吸气时间　inspiratory time
呼吸机接受吸气触发机制，开始吸气到呼气装置开放、开始呼气前的时间。用 T_i 表示。通过呼吸机设置的合适吸气时间给予区别压力管理。

05.062　吸气压力上升时间　inspiratory pressure rise time
在吸气阶段，无创通气调压是逐步进行的，吸气压力上升时间为吸气压力从0上升到目标压力的95%时所需要的时间。

05.063　同步　synchrony
（1）自主呼吸动作和呼吸气流同时发生、维持及终止，且强度匹配的现象。（2）机械通气时，呼吸机送气气流、呼气气流和胸肺的扩展、回缩协调，且强度匹配的现象。

05.064　压力转换　pressure cycling
又称"压力切换"。双水平或自动式无创通气时，呼吸机由呼气切换为吸气，或由吸气切换为呼气的压力调整方式。

05.065　吸气触发　inspiratory trigger
按设定要求完成呼吸机送气的信号触发。包括定时触发和自主触发两种基本形式。

05.066　漏气　leak
呼吸机环路密封不严或面罩与面颊组织贴合欠密实，有气流泄漏导致压力变化的现象。

05.067　漏气补偿　leakage compensation
呼吸机能通过感知环路中流量变化差异来确定漏气量，自动补偿所漏气体的过程。

05.068　有意漏气　intentional leak

通过呼吸机面罩上的排气孔把富含二氧化碳的呼出气排出，以减少二氧化碳重复吸入的过程。

05.069　非有意漏气　unintentional leak
由于面罩接触不良或戴鼻面罩时张口呼吸导致的气流溢出。

05.070　接受度　acceptability
患者对无创通气治疗的主观接纳程度。

05.071　依从性　compliance
患者在遵从医嘱进行睡眠疾病治疗时的服从程度。

05.072　耐受性　adherence
患者对无创通气治疗等针对睡眠疾病的长期疗法产生的不适的忍耐程度。

05.073　夜间氧疗　nocturnal oxygen therapy
夜间吸入不同浓度的氧，使吸入氧浓度和肺泡氧分压升高，以升高动脉血氧分压，缓解或纠正睡眠低氧血症的治疗方法。

05.074　经鼻高流量氧疗　high flow nasal therapy
一种通过鼻塞导管直接将空气或一定氧浓度的高流量空/氧混合气体输送给患者的氧疗或通气治疗。常可提供数厘米水柱的压力支持，作为一种无创呼吸支持的形式。

05.04　口腔矫治器

05.075　口腔矫治器　oral appliance
一种非手术治疗阻塞性睡眠呼吸暂停或其他相关睡眠疾病的装置。通过佩戴口腔矫治器，扩大并稳定上气道，改善通气功能，从而治疗睡眠呼吸紊乱。

05.076　可调式口腔矫治器　adjustable oral appliance
安装有调整下颌位置装置的口腔矫治器。可以使下颌渐进性前移，最终确定在疗效满意和下颌舒适方面取得平衡。

05.077　不可调式口腔矫治器　non-adjustable oral appliance
下颌位置在矫治器制作前已经确定，口腔矫治器制作完成后不能调整下颌位置的口腔矫治器。

05.078　定制化口腔矫治器　custom-made oral appliance，customized oral appliance
又称"个性化口腔矫治器"。通过牙列印模或扫描获取个体牙列记录，制作口腔矫治器。

05.079　非定制化口腔矫治器　non-customized oral appliance
又称"非个性化口腔矫治器"。不需要采集牙列印模和个体牙列记录，通过材料和设计适应不同患者的口腔矫治器。

05.080　一体式口腔矫治器　monobloc device，one-piece oral appliance
由一整块材质构成基托，为一完整整体的矫治器。上下颌牙齿分别就位后，下颌即处于向下向前的位置，不能有其他方向的移动。

05.081　分体式口腔矫治器　duobloc splint，two-piece oral appliance
由上、下颌两部分构成，彼此分开的矫治器。戴入后两部分相接触，下颌可以做一定范围的前伸和侧方运动，而且比较容易调整下颌前移的幅度。

05.082　软腭作用器　soft palatal lifter
一种旧式口腔矫治器。通过矫治器上的部件

来控制软腭和腭垂的下垂，减轻其在睡眠期间的振动。

05.083 下颌前移器 mandibular advancement device，MAD
一类口腔矫治器。将下颌支撑在向前向下的位置，同时颏舌肌收缩带动舌体前移，使狭窄的咽气道增大，增加上气道的稳定性，从而使睡眠呼吸紊乱得到缓解。

05.084 改良型肌激动器 modified activator
外形与口腔正畸使用的肌激动器的功能矫治器相似的器械。不同之处在于上下颌后牙区分别增加了固位作用的卡环，前牙区分别使用唇弓和切牙塑料帽分散牙齿承担的力量，避免少数牙齿负担过重，并且起到间接固位的作用。

05.085 改良双𬌗板矫治器 modified twin block
可保持下颌在睡眠中前伸的矫治器。分为上、下两部分，以位于双尖牙处的斜导面相互接触，该斜导面与口腔正畸使用的装置上斜导面的方向相反。

05.086 固位器式矫治器 positioner
又称"软𬌗垫式矫治器"。由弹性材料制成的一种保持下颌前移的矫治器。依靠矫治器进入牙齿硬组织的倒凹获得固位力。

05.087 下颌定位 mandibular reposition
口腔矫治器治疗睡眠呼吸障碍疾病时，通过不同程度下颌前伸及垂直打开所确定的空间位置。

05.088 下颌前伸度 degree of mandibular advancement
下颌定位中，下颌的前伸幅度。

05.089 最大下颌前伸度 maximum mandibular protrusion
在没有佩戴装置情况下，下颌可以向前平伸的最大幅度。

05.090 最适治疗位 optimal therapeutic position
可以有效改善睡眠呼吸障碍症状的最小下颌定位，兼顾疗效与舒适性的一个位置。

05.091 𬌗蜡 wax bite
下颌定位时，记录上下颌位置关系的牙科蜡。

05.092 口腔压力疗法 oral pressure therapy
通过特殊装备在口咽部形成负压，从而牵拉软腭舌体向前并稳定舌体，以对阻塞性睡眠呼吸暂停进行治疗的方法。

05.093 舌牵引器 tongue-repositioning device，tougue-stabilizing device
口腔矫治器中的一种。通过矫治器前方球形物内产生负压吸附舌体向前，防止其后坠，从而达到稳定上气道的目的。

05.094 正畸扩弓 orthodontic expansion
使用正畸螺旋扩弓器将腭中缝分裂开，增大腭骨板横径的技术。改善上颌牙弓横向不足，促使舌体上抬；同时增宽鼻底宽度，对鼻腔、鼻咽狭窄所致的呼吸障碍有缓解作用。

05.095 上颌扩弓 maxillary expansion
水平向牵张尚未闭合的腭中缝，刺激骨缝内新骨沉积，从而增加上颌牙弓宽度和鼻底宽度的技术。

05.096 腭中缝扩张 midpalatal suture separation
一种应用于生长发育期儿童的矫正方法。通过上颌扩弓以扩展两侧腭骨水平板之间的骨缝，使腭板新骨形成、增宽。

05.097　快速［上颌］扩弓　rapid maxillary expansion，RME

对于生长发育期儿童，在数天至2周的时间内，加力扩宽腭中缝的扩弓方式。通常使用螺旋扩弓器，每天使螺距增加0.5mm。

05.098　上颌前方牵引　maxillary protraction

在生长发育期对患儿上颌实施的矫形力前方牵引手术。达到促进上颌发育的目的，对唇腭裂等儿童的呼吸有改善作用。

05.099　简单功能性矫治器　simple functional appliance

具备刺激颌骨生长作用的、较为简单的口腔矫正器。

05.100　前庭盾　vestibular shield

一种可以阻止张口呼吸习惯的口腔矫正器。

05.101　肌肉功能治疗　myofunctional therapy

以改善咽扩张肌的神经力学性能，纠正舌、唇等不良位置、形态和功能为目的的治疗方法。是口面部肌功能治疗和口面肌学的组成部分。

05.05　外　科　治　疗

05.102　硬组织手术　orthognathic surgery

一种用于矫治严重牙颌面畸形的口腔颌面外科手术。可以借颌骨相应扩展达到上气道扩张的目的，对阻塞性睡眠呼吸障碍有较稳定的效果，同时可以达到功能与形态的协调统一。

05.103　舌骨悬吊术　hyoid suspension，tongue suspension

将舌骨和下颌正中悬吊固定，使舌骨向前上移位，从而达到扩大下咽腔目的的手术。

05.104　颏舌肌前徙术　genioglossus advancement

又称"颏舌肌前移术"。前移下颌或者颏，使附着于下颌骨内侧面的颏舌肌前移的手术。增加了颏舌肌的张力，舌骨向前上移位后使下咽部气道的张力增大，咽壁的顺应性减小。

05.105　上颌前部截骨术　anterior maxillary osteotomy

通过截断上颌骨前部，移动骨块以矫治上颌骨前部畸形的手术。可以扩张腭咽气道。

05.106　勒福Ⅰ型截骨术　Le Fort Ⅰ osteotomy，horizontal maxillary osteotomy

又称"上颌水平截骨术"。按照勒福上颌骨骨折分型中的Ⅰ型骨折线截骨，然后移动其位置的手术方法。对腭咽气道有扩张效果，Ⅰ型截骨线自梨状孔外侧前颌部分向两侧截断前外侧壁。

05.107　勒福Ⅱ型截骨术　Le Fort Ⅱ osteotomy，pyramidal maxillary osteotomy

又称"上颌锥形截骨术"。按照勒福上颌骨骨折分型中的Ⅱ型骨折线截骨，然后移动其位置的手术方法。可扩张腭咽，Ⅱ型截骨线包括鼻骨、上颌骨额突、部分眶内壁和眶下缘内侧部。

05.108　勒福Ⅲ型截骨术　Le Fort Ⅲ osteotomy，transverse maxillary osteotomy

又称"上颌横行截骨术"。按照勒福上颌骨骨折分型中的Ⅲ型骨折线截骨，然后移动其位置的手术方法。可扩张腭咽，Ⅲ型截骨线包括鼻骨、上颌骨额突、部分眶内壁和眶下缘内侧部。

05.109 下颌升支矢状劈开截骨术 sagittal split ramus osteotomy，SSRO
通过下颌升支的截骨操作，将下颌骨在矢状方向分为近远心骨段、前移远心骨段，同时矫治小颌畸形并扩张口咽体积的手术。

05.110 双颌切开前移术 mandibular maxillary osteotomy and advancement，MMOA
同期进行勒福Ⅰ型截骨术和下颌升支矢状劈开截骨术将上下颌骨同时前移的手术。基本覆盖了阻塞性睡眠呼吸障碍的阻塞点，可扩张腭咽、舌咽。

05.111 颏成形术 genioplasty
应用植入物或截骨的方式改变颏部形态的手术。其中前置颏棘部位骨块的术式，可通过颏舌肌前移达到舌体前移的目的。

05.112 牵引成骨术 distraction osteogenesis，DO
在牵引力的作用下，在截开骨皮质的骨段之间会产生持续的作用力，这种作用力会促使骨组织和骨周软组织再生，从而在牵开的骨段之间形成新骨并导致骨周软组织同步生长的手术。对于严重小颌畸形、颞下颌关节强直、鸟嘴畸形的患儿可起到较明显的下颌体延长、增宽上气道的作用。

05.113 多级手术 multilevel surgery
针对上气道不同部位和结构的多平面、多层次手术。

05.114 软组织手术 soft tissue surgery
用于缓解或解除因软组织肥大或松弛、上气道占位或全身肥胖导致睡眠呼吸障碍的一类手术。

05.115 神经电刺激治疗 stimulation therapy for apnea reduction
对膈肌或咽扩张肌等进行电刺激，诱发与呼吸同步的神经–肌肉冲动，或避免松弛组织后坠的治疗方法。

05.116 舌下神经电刺激 hypoglossal nerve stimulation，sublingual nerve stimulation
通过间断性地对颏舌肌及舌下神经分支进行电刺激，促使颏舌肌应激性收缩，增加上气道收缩张力，减轻气道塌陷的治疗方法。

05.117 腺样体扁桃体切除术 adenotonsillectomy
切除扁桃体和腺样体，恢复儿童上气道畅通的手术。

05.118 腺样体切除术 adenoidectomy
切除腺样体的手术。在表面麻醉或全身麻醉下进行，将腺样体刮匙、切割吸引器或其他手术设备放入鼻咽顶后壁，将腺样体刮除或切除。

05.119 扁桃体切除术 tonsillectomy
切除扁桃体的手术。在表面麻醉或全身麻醉下进行，用套圈法、切除法或消融法将扁桃体切除。

05.120 咽成形术 pharyngoplasty，pharyngeal surgery
对咽腔的形态进行重建的手术。常用于治疗睡眠呼吸暂停、先天性畸形、咽腔狭窄等。

05.121 腭垂腭咽成形术 uvulopalatopharyngoplasty，UPPP
通过切除部分肥厚软腭组织、腭垂、多余的咽侧壁软组织及肥大的腭扁桃体，达到扩大咽腔、解除腭后平面阻塞目的的手术。

05.122 腭垂软腭瓣术 uvulopalatal flap，UPF
以扩大咽腔、降低上呼吸道塌陷为主要目

的，减容和塑形软腭、腭垂的一类咽腔手术。

05.123　Z形腭咽成形术　Z-palatoplasty
一种治疗睡眠呼吸障碍的咽部软组织手术。步骤主要包括制作软腭的软组织瓣，去除腭瓣前部黏膜下脂肪组织，由中线将腭瓣切开，切断腭舌弓后将腭瓣向左右两侧分开，与软腭上切缘对位缝合，以达到扩大口咽腔的作用。

05.124　软腭前移咽成形术　transpalatal advancement pharyngoplasty
又称"硬腭截短术"。截短硬腭后缘部分骨组织，使软腭重新固定在新形成的硬腭后缘，继之软腭前移，扩大鼻咽腔及软腭后气道的手术。

05.125　腭咽肌扩张术　expansion sphincter pharyngoplasty
水平切断腭咽肌并游离，在软腭腭垂两侧行向侧上方的黏膜切口，将游离的腭咽肌向侧上方缝合，并截短部分腭垂，成形软腭游离缘的一种手术方式。能够扩大口咽腔，治疗睡眠呼吸暂停。

05.126　鼻科手术　nasal surgery
治疗鼻腔疾病和鼻窦疾病的一类手术。包括鼻甲、鼻中隔等部位的多种手术。是治疗睡眠呼吸暂停的重要手段。

05.127　下鼻甲外移固定术　lateral displacement and fixation of inferior turbinate
一种鼻腔扩容术式。压迫下鼻甲，由前向后折断下鼻甲根部，将其向鼻腔外侧壁移位，敞开总鼻道，并支撑固定成形。

05.128　中鼻甲内移固定术　medial displacement and fixation of middle turbinate
一种鼻腔扩容术式。主要将中鼻甲自根部向

内按压移位，扩宽中鼻道并支撑固定。

05.129　鼻腔扩容术　nasal cavity ventilation expansion surgery
通过矫正鼻腔异常结构、扩大通气容积、恢复双侧通气的对称性，以减轻或缓解上气道阻塞为目的的一组手术。

05.130　鼻甲减容术　turbinate reduction
以减小鼻甲容积、扩大通气容积为主要目的的鼻手术。

05.131　鼻瓣区手术　nasal valve surgery
涉及区域和主要靶点位于鼻瓣区的手术。可扩大鼻瓣区鼻腔气道最狭窄处，降低鼻阻力。

05.132　鼻中隔成形术　septoplasty, septorhinoplasty
以矫正鼻中隔偏曲为主要目的的鼻整形手术。

05.133　三线减张[法]鼻中隔矫正术　septoplasty with three high-tension lines resection
一种鼻中隔矫正术和鼻腔扩容术式。特点是尽量保留或维持软骨及骨性支架的支撑作用。通过解剖胚胎期生发点生长过程中产生异常张力导致的鼻中隔偏曲的3条曲线，恢复鼻中隔应有的生物力学支撑性。

05.134　中鼻道双侧鼻窦对称开放术　symmetrical bilateral ethmoidectomy and maxillary sinus surgery
一种鼻腔扩容术式。以扩大鼻腔通气容积为目的，主要针对钩突增生及筛泡过度发育导致的中鼻道狭窄。术中通常切除钩突，对称开放筛泡、前后筛窦，开放或扩大上颌窦自然口。

05.135　鼻窦手术　sinus surgery

涉及区域和主要靶点位于鼻窦的手术。此手术可以把堵塞的窦口打开，通畅引流通道，消除炎症。

05.136 下咽[部]手术扩张 surgical expansion for hypopharynx
一组针对舌、会厌等部位开展的减容、整形等手术。可达到扩大下咽腔体积的目的。

05.137 舌根减容术 tongue base reduction
通过重塑舌根外形和减少其容积而解除舌后气道阻塞的手术。常用的手术方法有舌射频温控减容术、舌根部分切除术等。

05.138 舌部分切除术 glossectomy
切除部分舌体组织，以解除舌后气道阻塞的手术。如舌中线部分切除术等。

05.139 会厌整形术 epiglottoplasty
对会厌的形态和位置进行成形的手术。用于下咽部缺损组织修复，会厌塌陷和气道阻塞的治疗等。

05.140 减重术 surgical weight loss, bariatric surgery
利用医学外科手段，改善肥胖症患者全身症状的手术。针对体重超标、高血压、高血脂、糖尿病等，主要包括四种方法，即缩胃术、胃旁路术、胃束带术、胃内水球疗法。

05.141 胃旁路术 gastric bypass
一类外科减重手术。主要原理是改变肠道结构、关闭大部分胃功能，减少胃的空间和小肠的长度。一方面通过在胃的上部建一个小胃囊，限制食物摄入量；另一方面将远端空肠和小胃囊吻合，使食物绕过胃大部、十二指肠和第一段空肠，从而极大地控制食物摄入和吸收。

05.142 胆胰分流与十二指肠切换术 bili-opancreatic diversion with duodenal switch，BPDDS
一种减重手术。包括胃袖状切除，保留十二指肠上段并将其横断，将小肠横断近端与回肠在距回盲瓣50～100cm处吻合，小肠横断远端与十二指肠横断近端吻合，封闭旷置十二指肠远端。

05.143 腹腔镜可调节性胃束带术 laparoscopic adjustable gastric banding，LAGB
一种通过腹腔镜实施的减重手术。原理是使用一个附有可调节水囊的束带捆扎在胃的上端，隔出一小容积的"小胃囊"，进食时食物在小胃囊中堆积，迅速产生饱胀感，从而控制食量。也可通过增大水囊体积以进一步减小胃束带捆扎形成的胃内通道，在较长的减重周期中持续减重。

05.144 内镜袖状胃成形术 endoscopic sleeve gastrectomy，LSG
内镜下通过对胃进行袖状成形，减少胃的容积，从而达到减重目的的手术。方法：对幽门前胃窦至食管胃结合部大弯侧胃壁进行间断或连续全层缝合。

05.145 气管切开术 tracheotomy
切开颈上段气管，插入特制气管套管的一种急救手术。常用于解除上呼吸道梗阻、吸出下呼吸道分泌物和给氧或预防性目的的手术。

05.146 射频消融术 radiofrequency ablation
应用一定频率的交流电流（通常为200～500kHz）作用于生物组织，诱导离子相互运动，致摩擦生热，从而达到组织固缩、减容和切除效果的治疗技术。

05.147 低温等离子射频消融术 coblation，

temperature-controlled ablation radio-frequency
利用低温等离子射频的能量，以较低的温度（40～70℃）进行组织切除的手术。

05.148 二氧化碳激光切除术 carbon dioxide laser excision
应用二氧化碳激光为主要工具的病变切除手术。

05.06 药 物 治 疗

05.149 药物治疗 drug treatment
通过药物治疗疾病的方法。对于周围神经损伤，可应用神经营养药物来促进周围神经再生及其功能恢复。

05.150 促眠药物治疗 hypnotic medication
使用抑制大脑皮质、减轻中枢神经兴奋性的药物，对整个大脑皮质产生弥散性抑制作用以达到促眠效果的治疗方法。

05.151 中枢兴奋类药物 central nervous system stimulant
具有兴奋中枢神经系统功能、提高脑活动功能的药物。按照作用部位可分为兴奋大脑皮质的药物，如黄嘌呤衍生物，如咖啡因、茶碱等；兴奋延髓呼吸中枢的药物，如尼可刹米等；兴奋脊髓的药物，如士的宁；促进脑细胞代谢、改善脑功能的药物，如吡拉西坦等。

05.152 中枢兴奋剂 stimulant
一类具有中枢刺激作用的药物。能够暂时驱走睡意并恢复精力，用以治疗嗜睡、维持警觉状态。

05.153 促醒药物 wake-promoting medication, wake-promoting drug
一类使人消除睡意及帮助嗜睡者维持清醒、保持警觉的药物。

05.07 睡眠环境与睡眠卫生

05.154 睡眠环境 circumstances for sleep
对睡眠形成影响的居室、床具、睡品等设施，以及温度、湿度、噪声、光线等环境条件的总和。

05.155 噪声 noise
发声体做无规则振动时发出的音高和音强变化混乱，听起来不和谐的声音。有嘈杂刺耳的感觉，对人们生活、工作，特别是睡眠有干扰。

05.156 白噪声 white noise
一种功率频谱密度为常数的随机信号或随机过程。由于人耳对高频敏感，因此睡眠时白噪声可以掩盖其他声音。

05.157 背景声 ambient sound
睡眠环境中的各种声音组合。类似于影视剧配乐、公共场合（如酒吧、咖啡厅、商场）播放的背景音乐，对睡眠有影响。

05.158 光照 illumination
在电磁波谱内可见光的照射。对睡眠和觉醒分别有抑制和促进作用。

05.159 温度 temperature
表示冷热的物理量。影响人体的舒适和放松，睡眠时要考虑室温、卧床旁温、被窝温度、头和脚温度。

05.160 睡眠核心温度 core temperature on sleep
在睡眠时降到最低水平的身体内部温度。一般出现在入睡后约4小时。

05.161 皮肤温度 skin temperature
皮肤表面的温度。受年龄、性别、地域、家庭等因素的影响；身体不同部位的适宜温度也不相同，一般头凉脚暖比较常见。

05.162 体温调节 temperature regulation
温度感受器受到体内、外环境温度的刺激，通过体温调节中枢的活动，相应地引起内分泌腺、骨骼肌、皮肤血管和汗腺等组织器官活动的改变，从而调节机体的产热和散热过程，使体温保持在相对恒定的水平。

05.163 湿度 humidity
表示气体中水蒸气含量的物理量。一般指空气的湿度。是影响睡眠的因素之一。

05.164 相对湿度 relative humidity
单位体积空气中，实际水蒸气的分压与相同温度和体积下水饱和蒸气压的百分比。也就是绝对湿度与最高湿度的比值，其数值显示水蒸气的饱和度。

05.165 色彩感觉 color feeling
不同波长色彩的光信息作用于人的视觉器官，通过视觉神经传入大脑后，结合事物的不同属性和以往经验进行整合而形成整体印象的过程。感知对象包括色调、色温、色差等，睡眠环境宜选择柔和色彩。

05.166 寝室 bed room
供人在其内睡眠、休息或进行性行为的房间。不一定有床，不过通常有可供人躺卧之处，卧室高度、空间大小等因素均对睡眠有影响。

05.167 寝具 sleeping goods
又称"卧具"。与睡眠有关的床、床垫、床上用品等物品的统称。其空间方位、对躯体的承托、体表感受等均影响睡眠。

05.168 床伴 bed partner
又称"睡伴"。同居者或卧室共享者。在一起睡眠的人彼此有一定的影响。

05.169 震动 vibration
物体的全部或一部分沿直线或曲线的往返颤动。有一定的时间规律和周期。广义是指描述系统状态的参数（如位移、电压）在其基准值上下交替变化的过程。狭义是指机械振动，即力学系统中的振动。平稳无震动较适宜睡眠。

05.170 [环境]首夜效应 first night effect，FNE
又称"第一晚效应"。睡眠试验中的受试者在新环境中第一个晚上的睡眠会受到陌生睡眠环境和各种试验操作的影响，导致第一晚和第二晚的某些睡眠参数出现差异的现象。

05.171 海拔 altitude
地面某个地点高出海平面的垂直距离。平原人员初到高原地区会因高海拔出现失眠、多梦、睡眠浅等现象。

05.172 季节性波动 seasonal variation
因春夏秋冬换季导致的睡眠季节性变动现象。

05.173 磁场 magnetic field
存在于载流导体、永久磁铁、运动电荷或时变电场等周围空间，以电磁感应强度表征的一种特殊形式的物质。其不仅有强弱，而且有方向。其对生物体有磁效应，对睡眠有微弱的影响。

05.174　睡眠卫生　sleep hygiene
为实现夜间更好的睡眠质量和白天良好的
精神状态而推荐的对行为和环境加以改进
的做法。

05.175　室内清洁度　indoor cleanliness
保持室内清洁状态的程度。良好的室内清洁
度有助于保持良好的身心健康和获得良好
的睡眠。

05.176　有序空间　ordered space
内部按照特定的规则进行物品搭配和安放
的空间。

05.177　室内环境质量　indoor environmental quality
建筑物内与居住在其中的人的健康和幸福
相关的环境质量。其由许多因素决定，包括
照明、空气质量和潮湿条件等。

05.178　室内空气清新度　indoor air freshness
建筑物内空气的清洁和新鲜程度。

05.179　作息规律　work and rest routine compliance
睡眠和清醒的时间模式。常指促进健康的睡
眠和清醒的时间模式。

05.180　环境性睡眠障碍　environmental sleep disorder
发生和发展直接与环境因素有关的睡眠障
碍。可见于任何年龄，老年人更常见。常
见的环境因素包括寝室的光线过亮，室温
太高或太低，噪声太大等。主要表现为入
睡困难、易醒或觉醒次数增多，总睡眠时
间减少，白天思睡。措施包括消除直接影
响睡眠的环境因素、短期催眠药物治疗和
心理治疗等。

英 汉 索 引

A

ABA *应用行为分析法 05.001

abdomen movement 腹部运动 04.128

abdominal fat 腹部脂肪 02.129

abridged sleep treatment 睡眠削减[疗法] 05.015

ACC 前扣带回皮质 02.025

accelerometer 加速度计 04.425

acceptability 接受度 05.070

acetylcholine 乙酰胆碱 02.071

ACh 乙酰胆碱 02.071

achondroplasia 软骨发育不全 04.483

acid clearance time 酸清除时间，*酸廓清时间 04.416

acid contact time [胃]酸暴露时间 04.407

acquired epileptic aphasia 获得性癫痫性失语 03.110

acromegaly 肢端肥大症 04.484

ACT [胃]酸暴露时间 04.407

actigram 体动图 04.423

actigraph 体动仪，*活动测量传感器 04.424

actigraphy 体动监测 01.022

active sleep 活跃睡眠 04.255

acute insomnia 急性失眠 03.014

ADA 腺苷脱氨酶 02.075

adaptive servo ventilation 适应性伺服通气 05.047

adenoid 腺样体，*咽扁桃体，*增殖体 02.111

adenoidectomy 腺样体切除术 05.118

adenoid face 腺样体面容 04.098

adenoid hypertrophy 腺样体肥大，*咽扁桃体增生 04.097

adenosine 腺苷 02.074

adenosine deaminase 腺苷脱氨酶 02.075

adenotonsillectomy 腺样体扁桃体切除术 05.117

adherence 耐受性 05.072

adipocyte 脂肪细胞 02.127

adipocytokine 脂肪细胞因子 02.172

adiponectin 脂联素，*脂连蛋白 02.173

adipose tissue 脂肪组织，*脂肪 02.126

adiposity 脂肪增多 04.083

adjustable oral appliance 可调式口腔矫治器 05.076

adult obstructive sleep apnea syndrome 成人阻塞性睡眠呼吸暂停综合征 03.018

advanced sleep-wake phase 睡眠–觉醒时相提前 03.057

affection 情感 02.191

AHI 呼吸暂停低通气指数 04.381

AI 呼吸暂停指数 04.380

AIS 阿森斯失眠量表 04.460

allergic rhinitis 变应性鼻炎，*过敏性鼻炎 04.094

alpha-delta sleep α-δ睡眠 04.215

alpha intrusion α波侵入 04.214

alpha rhythm α节律 04.192

alpha wave α波 04.191

alternating current amplifier 交流放大器 04.153

alternating leg muscle activation 交替下肢肌肉活动 04.326

altitude 海拔 05.171

alveolar ventilation 肺泡通气 02.146

ambient sound 背景声 05.157

ambulatory pH monitoring 动态pH监测 04.408

ambulatory sleep monitoring 移动式睡眠监测 04.280

amplifier 放大器 04.150

amygdala 杏仁核 02.031

analog digital converter 模数转换器 04.159

analog-to-digital conversion 模数转换 04.158

analogue polysomnography 模拟式多导睡眠监测 04.118

ankyloglossum 舌系带过短 04.106

anterior cingulate cortex 前扣带回皮质 02.025

anterior maxillary osteotomy 上颌前部截骨术 05.105

anticipatory awakening 预期性觉醒 04.014

anxiety 焦虑 04.058

anxiety disorder 焦虑[性]障碍，*焦虑症 03.112

apnea-hypopnea index 呼吸暂停低通气指数 04.381

apnea index 呼吸暂停指数 04.380

apneusis 长吸[式]呼吸 04.354

apneustic breathing 长吸[式]呼吸 04.354

applied behavior analysis *应用行为分析法 05.001

ArI 觉醒指数 04.371

arousal 觉醒 01.004

arousal complex 觉醒复合体 04.309

arousal event 觉醒事件 04.302

arousal index 觉醒指数 04.371

arousal response latency 觉醒反应潜伏时间，*觉醒反应潜伏期 04.417

artifact 伪迹 04.257

ASV 适应性伺服通气 05.047

ataxic breathing 共济失调[性]呼吸 04.353

Athens insomnia scale 阿森斯失眠量表 04.460

A-to-D conversion 模数转换 04.158

attenuation [信号]衰减 04.188

auto bilevel positive airway pressure 自动双水平气道正压通气 05.038

auto-BPAP 自动双水平气道正压通气 05.038

auto continuous positive airway pressure 自动持续气道正压通气 05.036

auto-CPAP 自动持续气道正压通气 05.036

automated scoring 自动判读 04.174

auto-titrating positive airway pressure titration 自动压力滴定 05.045

AVAPS 平均容量保证压力支持通气 05.046

average duration of reflux episode [胃食管]反流平均持续时间 04.412

average volume-assured pressure support 平均容量保证压力支持通气 05.046

awaking 唤醒 01.005

B

backup electrode 备用电极 04.145

backup ventilation 后备通气 05.060

band width [信号]带宽，*信号记录带宽 04.166

bariatric surgery 减重术 05.140

baroreceptor reflex 压力感受器反射，*压力感受性反射 02.157

baroreflex 压力感受器反射，*压力感受性反射 02.157

basal forebrain 基底前脑 02.030

baseline 基线 04.182

BDNF 脑源性神经营养因子 02.079

BEARS BEARS睡眠筛查工具 04.465

BECT 儿童良性癫痫伴中央颞区棘波 03.102

bed partner 床伴，*睡伴 05.168

bed room 寝室 05.166

bedtime issues, excessive daytime sleepiness, night awakenings, regularity and duration of sleep, snoring BEARS睡眠筛查工具 04.465

bedtime refusal 拒绝就寝 04.005

bedtime resistance 就寝抗拒 04.006

bedtime stalling 就寝拖延 04.007

behavior 行为 02.196

behavioral activation 行为激活 05.001

behavioral arousal 行为性觉醒 04.307

behavioral insomnia of childhood 儿童行为相关失眠 03.007

behavior disorder 行为障碍 04.065

benign epilepsy of childhood with centro-temporal spike 儿童良性癫痫伴中央颞区棘波 03.102

benign epilepsy with occipital paroxysm 发作性良性癫痫伴枕叶暴发 03.103

benign movement phenomenon 良性运动现象 04.324

benign sleep myoclonus of infancy 婴儿良性睡眠肌阵挛 03.097

BEOP 发作性良性癫痫伴枕叶暴发 03.103

Berlin questionnaire 柏林问卷 04.451

beta activity β活动 04.195

beta rhythm β节律 04.194

beta spindle 药物梭形波 04.213

beta wave β波 04.193

BF 基底前脑 02.030

bilevel positive airway pressure 双水平气道正压通气 05.035

biliopancreatic diversion with duodenal switch 胆胰分流与十二指肠切换术 05.142

biocalibration 生物定标 04.172

bioelectric signal 生物电信号 04.124

biological circadian rhythm 生物昼夜节律 02.004

Biot breathing 比奥呼吸，*间停呼吸 04.351

biphase positive airway pressure *双相气道正压通气 05.035

bipolar derivation 双极导联 04.131

bipolar disorder 双相障碍 03.115

bipolar electrode 双极电极 04.146

BISQ 简明婴儿睡眠问卷 04.469

BMI 体重指数，*体质[量]指数 04.107

body mass index 体重指数，*体质[量]指数 04.107

body position 体位 04.126

body position sensor 体位传感器 04.142

body rocking type rhythmic movement disorder 身体摇摆型睡眠相关节律性运动障碍 03.094

BIPAP *双相气道正压 05.035

BPAP 双水平气道正压通气 05.035

BPDDS 胆胰分流与十二指肠切换术 05.142

BQ 柏林问卷 04.451

brachycephalic head form 短颅 04.487

brain derived neurotrophic factor 脑源性神经营养因子 02.079

brain stem 脑干 02.050

brief elevation of chin electromyogram activity 短暂型颏肌电活动增加 04.317

brief infant sleep questionnaire 简明婴儿睡眠问卷 04.469

BSMI 婴儿良性睡眠肌阵挛 03.097

C

Calgary sleep apnea quality of life index 卡尔加里睡眠呼吸暂停生活质量指数 04.479

calibration 机械定标 04.171

CAP [睡眠]循环交替模式 04.308

capnography 二氧化碳描记图 04.397

capnometer 二氧化碳监测仪 04.398

capnometry 二氧化碳监测术 04.399

carbon dioxide laser excision 二氧化碳激光切除术 05.148

cardiac electrical stability 心脏电活动稳定性 02.152

cardiopulmonary coupling 心肺耦合 02.159

cardiopulmonary coupling analysis 心肺耦合分析 04.296

cardiopulmonary homeostasis 心肺功能稳态 02.155

cardiopulmonary interaction 心肺相互作用 02.156

cardiopulmonary receptor reflex 心肺感受器反射 02.154

carotid body 颈动脉体 02.158

cataplectic face 猝倒面容 04.033

cataplexy 猝倒 04.031

cataplexy emotional trigger questionnaire 情绪触发猝倒问卷 04.473

catathrenia 夜间呻吟症 03.042

CBT 认知行为疗法 01.027

CBTI 失眠认知行为治疗 05.002

central apnea-hypopnea index 中枢性呼吸暂停低通气指数 04.383

central circadian clock 中央生物钟 02.002

central disorder of hypersomnolence 中枢性嗜睡 01.016

central nervous system stimulant 中枢兴奋类药物 05.151

central obesity 向心性肥胖，*中心性肥胖 04.085

central sleep apnea 中枢性睡眠呼吸暂停 04.336

central sleep apnea due to a medical disorder without Cheyne-Stokes breathing 不伴陈–施呼吸的疾病所致中枢性睡眠呼吸暂停 03.027

central sleep apnea due to a medication or substance 药物或物质所致中枢性睡眠呼吸暂停 03.029

central sleep apnea due to high altitude periodic breathing 高海拔周期性呼吸所致中枢性睡眠呼吸暂停 03.028

central sleep apnea syndrome 中枢性睡眠呼吸暂停综合征 03.024

central sleep apnea with Cheyne-Stokes breathing 伴陈–施呼吸的中枢性睡眠呼吸暂停 03.026

central sleep hypopnea 中枢性[睡眠]低通气 04.340

cephalography 头影测量 04.493

cephalometry 头影测量 04.493

CETQ 情绪触发猝倒问卷 04.473

channel *[睡眠监测]通道 04.129

character 性格 02.199

charley horse 睡眠相关腿痉挛 03.086

chemoreflex activation 化学感受性反射激活 02.141

chest compliance 胸廓顺应性 02.133

chest movement 胸部运动 04.127

Cheyne-Stokes breathing 陈–施呼吸，*潮式呼吸 04.347

Cheyne-Stokes respiration 陈–施呼吸，*潮式呼吸 04.347

childhood occipital epilepsy 儿童枕叶癫痫 03.104

children's sleep habits questionnaire 儿童睡眠习惯问卷 04.466

chin electromyogram 颏肌肌电图 04.226

choking during sleep 睡眠呛咳 04.077

chronic insomnia 慢性失眠[障碍] 03.001

chronic insomnia disorder 慢性失眠[障碍] 03.001

chronic paroxysmal hemicrania 慢性发作型偏头痛 03.119

chronobiologic monitoring technique 时间生物学监测技术 01.023

chronobiology 时间生物学, *生物钟学 01.006

chronotype 时间型, *生物钟型 02.015

circadian clock 生物钟, 近日生物钟 02.001

circadian entrainment mechanism 生物昼夜节律引导机制 02.011

circadian intervention 昼夜节律干预 05.023

circadian pattern 昼夜[节律]模式 02.005

circadian rhythm 昼夜节律 01.007

circadian rhythm disturbance 昼夜节律紊乱 01.017

circadian rhythm sleep-wake disorder 昼夜节律相关睡眠[-觉醒]障碍, *生物节律相关睡眠[-觉醒]周期紊乱 03.054

circadian time-keeping system 生物昼夜节律时间维持系统 02.010

circumstances for sleep 睡眠环境 05.154

clinical psychology 临床心理学 02.207

cluster headache 丛集性头痛, *睫状神经痛, *组胺性头痛 03.118

coblation 低温等离子射频消融术 05.147

cognition 认知 02.179

cognitive behavioral therapy 认知行为疗法 01.027

cognitive behavioral therapy for insomnia 失眠认知行为治疗 05.002

cognitive impairment 认知损害 04.080

cognitive style 认知类型 02.180

cognitive therapy 认知治疗 02.181

color feeling 色彩感觉 05.165

common mode rejection 共模抑制 04.160

complex nocturnal visual hallucination 复杂性夜间幻视 04.036

compliance 依从性 05.071

comprehensive portable polysomnography 全参数便携式多导睡眠监测 04.283

computed tomograph 计算机体层成像 04.507

cone beam computed tomograph 锥形线束CT 04.506

confusion 意识模糊 04.056

confusional arousal 意识模糊性觉醒 03.066

congenital central hypoventilation syndrome 先天性中枢性肺泡低通气 03.034

conjugate eye movement 共轭眼动, *共轭眼球运动 04.219

conscious experience 意识性体验 04.053

consciousness 意识 02.175

constant routine protocol 恒定常规方案 05.030

continuous dual bioparameter recording 双参数持续记录 04.285

continuous positive airway pressure 持续气道正压通气 05.034

continuous single bioparameter recording 单参数持续记录 04.284

continuous spike waves during non-rapid eye movement sleep 非快速眼动睡眠持续棘慢波 03.111

coping 应对 02.209

core body temperature nadir 最低核心体温 04.435

core temperature on sleep 睡眠核心体温 05.160

corpus striatum 纹状体 02.032

cortex 皮质 02.023

cortical arousal 皮质觉醒, *脑电觉醒 04.303

cortisol assay 皮质醇检验 04.434

cortisol 皮质醇, *可的松, *氢化可的松 02.171

CPAP 持续气道正压通气 05.034

craniofacial morphology 颅面形态 02.092

crescendo/decrescendo breathing pattern 渐升渐降呼吸模式 04.348

cricopharyngeus muscle 环咽肌 02.115

Crouzon syndrome 克鲁宗综合征, *遗传性家族性颅面骨发育不全 04.489

CSAS 中枢性睡眠呼吸暂停综合征 03.024

CSHQ 儿童睡眠习惯问卷 04.466

CSWS 非快速眼动睡眠持续棘慢波 03.111

CT 计算机体层成像 04.507

Cushing syndrome *库欣综合征 04.482

customized oral appliance 定制化口腔矫治器, *个性化口腔矫治器 05.078

custom-made oral appliance 定制化口腔矫治器, *个性化口腔矫治器 05.078

cycle 周期 04.181

50-cycle artifact 50赫兹伪迹 04.261

60-cycle artifact 60赫兹伪迹 04.259

50-cycle interference 50赫兹干扰 04.262

60-cycle interference 60赫兹干扰 04.260

cyclic alternating pattern [睡眠]循环交替模式 04.308

cyclic alternating pattern cycle 循环交替模式周期 04.310

D

DA 多巴胺 02.068

DAT 多巴胺转运蛋白 02.089

data acquisition system 数据采集系统 04.123

daytime napping 日间小睡 05.018

DBAS 睡眠障碍的信念和态度量表 04.453

decay time constant 衰减时间常数 04.169

decreased mood 心境低落 04.055

deep sleep 深睡眠 04.252

definite stage N2 确定N2期 04.245

definite stage R 确定快速眼动睡眠，*明确R期 04.246

degree of mandibular advancement 下颌前伸度 05.088

delayed sleep-wake phase 睡眠–觉醒时相延迟 03.055

delta frequency δ频率 04.199

delta wave δ波 04.198

dental appliance therapy 口腔矫治器治疗 01.029

dentofacial morphology 牙颌形态 02.100

depressed nasal bridge 鼻梁凹陷，*鼻梁下塌，*鼻柱压低 04.091

depression 抑郁 04.057

depressive disorder 抑郁障碍 03.114

depressor reflex *降压反射 02.157

derivation [睡眠监测]导联 04.129

desynchronized sleep *去同步化睡眠 04.236

developmental delay 生长发育迟滞，*发育延迟 04.081

diagnostics for sleep disorder 睡眠疾病诊断学 01.020

diagnostic sleep study 诊断性睡眠监测 04.115

diaphragm 膈肌 02.124

diaphragmatic electromyogram 膈肌肌电图 04.232

differential amplifier 差分放大器 04.151

difficulty initiating sleep 入睡困难，*早段失眠 04.002

difficulty maintaining sleep 睡眠维持困难 04.004

difficulty with sleep consolidation 睡眠不实 04.019

digital polysomnography 数字式多导睡眠监测 04.119

digital resolution 数字分辨率 04.161

digital sensitivity [信号记录]敏感度 04.162

digital volumetric tomography *数字容积体层摄影 04.506

dilator muscle 扩张肌 02.113

dim-light melatonin offset 暗光褪黑素消退试验 04.430

dim-light melatonin onset 暗光褪黑素释放试验 04.429

dipping blood pressure 勺型血压 02.161

direct current amplifier 直流放大器 04.152

disorder of arousal from non-rapid eye movement sleep 非快速眼动觉醒障碍 03.065

disorientation 定向障碍 02.178

distraction osteogenesis 牵引成骨术 05.112

distribution [优势脑电波]采集区 04.187

disturbance of consciousness 意识障碍 02.176

diurnal rhythm 昼夜节律 01.007

DLMO 暗光褪黑素释放试验 04.429

DLM offset 暗光褪黑素消退试验 04.430

DMH 下丘脑背内侧核 02.045

DO 牵引成骨术 05.112

dopamine 多巴胺 02.068

dopamine transporter 多巴胺转运蛋白 02.089

dorsal thalamus *背侧丘脑 02.037

dorsomedial hypothalamic nucleus 下丘脑背内侧核 02.045

Down syndrome 唐氏综合征，*先天愚型 04.481

dream 梦 02.201

dream analysis 梦境分析 02.204

dream anxiety disorder *梦境焦虑障碍 03.076

dream content 梦境 02.203

dream enactment 梦境演绎 04.042

dreaming 做梦 02.202

dream-like mentation 梦样体验 04.041

drowsiness 困倦 04.028

drug spindle 药物梭形波 04.213

drug treatment 药物治疗 05.149

dry mouth in morning 晨起口干 04.071

dual pH probe monitoring 双探头pH监测 04.409

duobloc splint 分体式口腔矫治器 05.081

duration [信号]持续时间 04.184

dysfunctional beliefs and attitudes about sleep 睡眠障碍的信念和态度量表 04.453

dyspnea 呼吸困难 04.067

dyspnea on awakening 憋醒 04.068

dysrhythmic breathing 无规律呼吸 04.352

E

early morning awakening　早醒，*晚段失眠，*末段失眠　04.003

early-onset childhood occipital epilepsy　早发型儿童枕叶癫痫　03.105

EC　内嗅皮质　02.027

ED　勃起功能障碍　04.072

electrical status epilepticus of sleep　*睡眠期癫痫性电持续状态　03.111

electrocardiogram artifact　心电伪迹　04.265

electrode　电极　04.144

electrode impedance　电极阻抗　04.165

electrode-pop artifact　跳跃伪迹　04.266

electroencephalogram　脑电图　04.177

electromyogram　肌电图　04.225

electronic nasophary ngoscope　电子鼻咽镜　04.510

electrooculogram　眼电图　04.218

elongated uvula　腭垂过长　04.099

Elpenor syndrome　*埃尔普诺尔综合征　03.066

emotion　情绪　02.193

endoscopic sleeve gastrectomy　内镜袖状胃成形术　05.144

end-tidal carbon dioxide monitoring　呼气末二氧化碳监测　04.401

entorhinal cortex　内嗅皮质　02.027

entrained 24-hour protocol　24小时时相导引方案　05.026

environmental sleep disorder　环境性睡眠障碍　05.180

EPAP　呼气相气道正压[通气]　05.041

epiglottoplasty　会厌整形术　05.139

epilepsy with generalized tonic-clonic seizure on awak-ening　觉醒期全面强直-阵挛性发作癫痫　03.108

epilepsy with grand mal on awakening　*觉醒时大发作癫痫　03.108

epoch　帧　04.176

Epworth sleepiness scale　艾普沃斯嗜睡量表　04.445

erectile dysfunction　勃起功能障碍　04.072

ESES　*睡眠期癫痫性电持续状态　03.111

esophageal pressure　食管压　04.406

ESS　艾普沃斯嗜睡量表　04.445

estrogen　雌激素　02.163

ETCO$_2$ monitoring　呼气末二氧化碳监测　04.401

evening chronotype　夜晚型生物昼夜节律，*晚睡型生物节律　02.017

excessive fragmentary myoclonus　过度片段性肌阵挛　04.325

excessive neck extension　颈过伸　04.102

excessive time in bed　卧床时间过多　04.009

excess of phasic electromyogram twitch activity　时相型肌[电]颤搐活动过度　04.319

expansion sphincter pharyngoplasty　腭咽肌扩张术　05.125

expiratory positive airway pressure　呼气相气道正压[通气]　05.041

expiratory pressure relief system　呼气末压力释放系统　05.049

exploding head syndrome　头部爆炸感综合征　03.077

exploring electrode　探测电极　04.147

eye blink　眨眼　04.220

F

fall asleep paralysis　睡眠前睡瘫　04.039

fast wave sleep　*快波睡眠　04.236

fatal familial insomnia　致死性家族性失眠　03.099

fatigue　疲劳　04.026

fear　恐惧　04.059

feeding rhythm　摄食节律　02.009

FFI　致死性家族性失眠　03.099

fiber nasopharyngoscope　纤维鼻咽镜　04.511

filter　滤波器　04.154

FIRST　福特应激性失眠反应测验　04.456

first night effect　[实验室]首夜效应　04.121，[环境]首夜效应，*第一晚效应　05.170

fixed light-dark schedule　固定明-暗时间表　05.025

flow limitation　气流受限　04.341

FNE　[环境]首夜效应，*第一晚效应　05.170

forced desynchrony protocol　强迫去同步化方案　05.029

Ford insomnia response to stress test　福特应激性失眠反应测验　04.456

FOSQ 睡眠功能性结局问卷 04.452

fragmental sleep 片段睡眠 04.331

free-running disorder *自由运转型昼夜节律障碍 03.059

frequency ［信号］频率 04.183

Friedman classification 弗里德曼分级 04.111

full face mask 全脸面罩 05.054

functional outcomes of sleep questionnaire 睡眠功能性结局问卷 04.452

G

GABA γ-氨基丁酸 02.067

gain ［信号］增益 04.163

galanin 甘丙肽 02.078

gamma-aminobutyric acid γ-氨基丁酸 02.067

gasping during sleep 睡眠喘息 04.078

gastric bypass 胃旁路术 05.141

gastroesophageal reflux 胃食管反流 04.405

gastrointestinal monitoring technique 消化系统监测技术 04.404

general psychology 普通心理学 02.174

genioglossus advancement 颏舌肌前徙术，*颏舌肌前移术 05.104

genioglossus muscle 颏舌肌 02.120

genioplasty 颏成形术 05.111

GER 胃食管反流 04.405

GH 生长激素 02.162

ghrelin 胃促生长素，*食欲刺激素 02.168

glossectomy 舌部分切除术 05.138

glossopharynx 舌咽 04.498

glossoptosis 舌后坠 04.104

glucocorticoid 糖皮质激素 02.170

glutamate 谷氨酸 02.073

glycine 甘氨酸 02.077

gonadotropin 促性腺激素 02.164

ground 接地点 04.149

growth hormone 生长激素 02.162

guided imagery 意象引导 05.004

H

habenular nucleus 缰核 02.049

habitual light sleeper 习惯性浅睡者 04.018

habitual snoring 习惯性打鼾 04.075

hallucination 幻觉 02.186

Hb 缰核 02.049

head banging type rhythmic movement disorder 撞头型睡眠相关节律性运动障碍 03.095

head box *头盒 04.143

head rolling type rhythmic movement disorder 摇头型睡眠相关节律性运动障碍 03.096

heart rate variability 心率变异性 04.297

heated humidifier 加温湿化器 05.057

heated humidity 加温湿化 05.058

hemodynamics 血流动力学 02.153

HH 加温湿化 05.058，［入］睡前超同步化 04.209

HI 低通气指数 04.387

high altitude periodic breathing 高海拔周期性呼吸 04.350

high and deep palatal vault 腭盖高拱 04.105

high flow nasal therapy 经鼻高流量氧疗 05.074

high-frequency artifact 高频伪迹 04.263

high-frequency filter 高频滤波 04.156

high impedance artifact 高阻抗伪迹 04.258

high-pass filter *高通滤波 04.155

high voltage slow wave 高电压慢波 04.210

hippocampal theta rhythm 海马θ节律 04.197

hippocampal formation 海马结构 02.036

hippocampus formation 海马结构 02.036

histamine 组胺 02.072

histogram 睡眠趋势图 04.395

home sleep testing 家庭睡眠监测，*居家监测 04.277

horizontal maxillary osteotomy 勒福Ⅰ型截骨术，*上颌水平截骨术 05.106

HRV 心率变异性 04.297

HST 家庭睡眠监测，*居家监测 04.277

5-HT 5-羟色胺 02.069

humidification 湿化 05.056

humidity 湿度 05.163

HVS 高电压慢波 04.210

hydrocortisone 皮质醇，*可的松，*氢化可的松

02.171

5-hydroxytryptamin　5-羟色胺　02.069

hyoglossus muscle　舌骨舌肌　02.121

hyoid bone　舌骨　02.099

hyoid suspension　舌骨悬吊术　05.103

hyperalertness　过度警觉　04.012

hyperarousal　过度觉醒　04.013

hypercortisolism　皮质醇增多症　04.482

hypermyotonia　肌张力增高　04.044

hypersomnia　嗜睡，*睡眠增多　04.029

hypersomnia detection　嗜睡[客观]检测　01.024

hypersomnia due to medical disorder　疾病所致嗜睡症　03.049

hypersomnia due to medication or substance　药物或物质所致嗜睡症　03.050

hypersomnia due to mental disorder　精神疾病相关嗜睡症　03.051

hypersomnolence　嗜睡，*睡眠增多　04.029

hypnagogic foot tremor　睡前足震颤　04.327

hypnagogic hallucination　入睡幻觉　04.035

hypnagogic hypersynchrony　[入]睡前超同步化　04.209

hypnic headache　睡眠相关头痛　03.116

hypnopompic paralysis　醒前睡瘫　04.038

hypnotic medication　促眠药物治疗　05.150

hypocretin　*下丘脑[分]泌素　02.167

hypoglossal nerve　舌下神经　02.125

hypoglossal nerve stimulation　舌下神经电刺激　05.116

hypomania　轻躁狂　04.064

hypomyotonia　肌张力低下　04.045

hypopharynx　喉咽，*下咽部　04.499

hypopnea index　低通气指数　04.387

hyposomnolence　失眠　04.001

hypothyroidism　甲状腺功能减退症，*甲减　04.485

hypoventilation　肺泡低通气　04.343

I

idiopathic central alveolar hypoventilation　特发性中枢性肺泡低通气　03.036

idiopathic central sleep apnea　原发性中枢性睡眠呼吸暂停　03.025

idiopathic hypersomnia　特发性嗜睡症，*特发性中枢神经系统嗜睡症　03.047

idiopathic insomnia　特发性失眠　03.003

idiopathic sleep related leg cramp　原发性睡眠相关腿痉挛　03.087

IFN-γ　γ干扰素　02.082

IL-1β　白细胞介素-1β　02.080

illumination　光照　05.158

illusion　错觉　02.183

imagery rehearsal therapy　意象预演治疗　05.005

impedance　[通道]阻抗　04.164

inadequate sleep hygiene　睡眠卫生不良　03.004

inappropriate sleep association　睡眠关联失当　04.010

increased muscle tone　肌张力增高　04.044

indoor air freshness　室内空气清新度　05.178

indoor cleanliness　室内清洁度　05.175

indoor environmental quality　室内环境质量　05.177

inferior constrictor of pharynx　咽下缩肌　02.119

infradian rhythm　亚日节律　02.021

inherent circadian rhythm　内在昼夜节律，*固有昼夜节律　02.006

in-phase deflection　同相偏转　04.189

insomnia　失眠症　01.014

insomnia due to drug or substance　药物或物质相关失眠　03.013

insomnia due to medical condition　躯体疾病相关失眠　03.012

insomnia due to mental disorder　精神疾病相关失眠　03.011

insomnia severity index　失眠严重程度指数，*失眠严重程度量表　04.459

inspiratory effort　吸气努力　04.345

inspiratory flattening　扁平吸气波形　04.342

inspiratory gasp　短吸呼吸　04.355

inspiratory positive airway pressure　吸气相气道正压[通气]　05.040

inspiratory pressure rise time　吸气压力上升时间　05.062

inspiratory time　吸气时间　05.061

inspiratory trigger　吸气触发　05.065

insufficient amounts of nocturnal sleep　夜间睡眠不足　04.022

insufficient sleep syndrome　睡眠不足综合征　03.052

insular cortex　岛叶皮质　02.026

intentional leak　有意漏气　05.068

intercostal electromyogram　肋间肌肌电图　04.231

intercostal muscle　肋间肌　02.123

interferon-γ　γ干扰素　02.082

interleukin-1β　白细胞介素-1β　02.080

intermittent snoring　间歇性打鼾　04.074

international restless leg syndrome study group rating scale　国际不宁腿综合征研究组评估量表，*国际下肢不宁综合征研究组评估量表　04.476

international 10-20 system of electrode placement　国际10-20脑电极安置系统　04.178

involuntary eating　无意识进食　04.049

IPAP　吸气相气道正压[通气]　05.040

IRLS　国际不宁腿综合征研究组评估量表，*国际下肢不宁综合征研究组评估量表　04.476

irregular sleep-wake rhythm disorder　无规律性昼夜节律相关睡眠[–觉醒]障碍，*无规律性睡眠[–觉醒]昼夜节律障碍　03.058

irritability　易激惹　04.061

ISI　失眠严重程度指数，*失眠严重程度量表　04.459

J

jack-box　[睡眠监测]电极盒　04.143

Jenkins sleep scale　詹金斯睡眠量表　04.461

jet lag disorder　时差相关睡眠障碍　03.063

JHRLSS　约翰斯·霍普金斯不宁腿严重程度量表，*约翰斯·霍普金斯下肢不宁严重程度量表　04.477

JME　青少年肌阵挛癫痫　03.107

Johns Hopkins restless leg severity scale　约翰斯·霍普金斯不宁腿严重程度量表，*约翰斯·霍普金斯下肢不宁严重程度量表　04.477

JSS　詹金斯睡眠量表　04.461

juvenile myoclonic epilepsy　青少年肌阵挛癫痫　03.107

K

K complex　K复合波　04.204

K complex associated with arousal　觉醒相关K复合波　04.205

Kleine-Levin syndrome　*克莱恩–莱文综合征　03.048

K-α series　K-α系列波　04.217

L

LAGB　腹腔镜可调节性胃束带术　05.143

Landau-Kleffner syndrome　*兰道–克勒夫纳综合征　03.110

laparoscopic adjustable gastric banding　腹腔镜可调节性胃束带术　05.143

laryngeal reflex　喉反射　02.137

larynx　喉　02.098

latency to the first swallow　首次吞咽潜伏时间，*首次吞咽潜伏期　04.418

late-onset central hypoventilation with hypothalamic dysfunction　伴下丘脑功能障碍的迟发性中枢性肺泡低通气　03.035

late-onset childhood occipital epilepsy　晚发型儿童枕叶癫痫　03.106

lateral displacement and fixation of inferior turbinate　下鼻甲外移固定术　05.127

lateral hypothalamus area　下丘脑外侧区　02.041

lateral septal nucleus　外侧隔核　02.035

laterodorsal tegmental nucleus　背外侧被盖核　02.055

LC　蓝斑核　02.060

LD cycle　明–暗周期，*昼夜节律引导机制　02.013

LDT　背外侧被盖核　02.055

leak　漏气　05.066

leakage compensation　漏气补偿　05.067

learned sleep-preventing association　习得性阻睡联想　04.011

Le Fort Ⅰ osteotomy　勒福Ⅰ型截骨术，*上颌水平截骨术　05.106

Le Fort Ⅱ osteotomy　勒福Ⅱ型截骨术，*上颌锥形截骨术　05.107

Le Fort Ⅲ osteotomy　勒福Ⅲ型截骨术，*上颌横行截骨术　05.108

Lennox-Gastaut syndrome 伦诺克斯-加斯托综合征，*小发作变异型癫痫 03.109

leptin 瘦素，*瘦蛋白 02.169

levator veli palatini muscle 腭帆提肌 02.109

LGS 伦诺克斯-加斯托综合征，*小发作变异型癫痫 03.109

LHA 下丘脑外侧区 02.041

life style 生活方式 02.210

light circadian rhythm 光照昼夜节律 02.007

light-dark cycle 明-暗周期，*昼夜节律引导机制 02.013

light exposure 光暴露 02.014

light on clock time 开灯时间 04.360

light out clock time 关灯时间 04.359

light sleep 浅睡眠 04.251

light therapy 光疗法，*光照疗法 05.017

limit-setting type of pediatric behavioral insomnia 环境限制型儿童行为相关失眠 03.009

lingual base falling backward *舌根后坠 04.104

LKS *兰道-克勒夫纳综合征 03.110

locus coeruleus 蓝斑核 02.060

longest reflux episode ［胃食管］反流最长持续时间 04.413

long face syndrome 长面综合征 04.486

long night protocol 长夜方案 05.031

long sleeper 长睡眠者 03.053

low-amplitude mixed-frequency electroencephalogram activity 低波幅混合频率脑电活动 04.202

low chin electromyogram tone 低颏肌电张力 04.227

lower airway 下气道，*下呼吸道 02.091

lower airway resistance 下气道阻力 02.149

lower jaw 下颌 02.094

low-frequency filter 低频滤波 04.155

low-pass filter *低通滤波 04.156

low soft palate egde 软腭低垂 04.103

LS 外侧隔核 02.035

LSG 内镜袖状胃成形术 05.144

lung compliance 肺顺应性 02.134

M

machine calibration 机械定标 04.171

macroglossia 巨舌 04.090

MAD 下颌前移器 05.083

magnetic field 磁场 05.173

magnetic resonance imaging 磁共振成像 04.508

maintenance of wakefulness test 清醒维持测验 04.440

major body movement 大体动，*长时程体动 04.314

Mallampati classification 马兰帕蒂分级 04.110

mandible 下颌 02.094

mandibular advancement device 下颌前移器 05.083

mandibular maxillary osteotomy and advancement 双颌切开前移术 05.110

mandibular micrognathia deformity 小颌畸形缺陷 04.087

mandibular plane to Frankfort Horizontal plane 下颌平面角 04.505

mandibular reposition 下颌定位 05.087

mandibular retrognathism 下颌后缩 04.086

mania 躁狂 04.063

manual scoring 人工判读 04.175

manual titration 人工[压力]滴定 05.044

mask 面罩 05.050

master clock 中央生物钟 02.002

masticatory muscle electromyogram 咬肌肌电图 04.229

maxillary 上颌 02.093

maxillary constriction 上颌发育不全 04.088

maxillary expansion 上颌扩弓 05.095

maxillary hypoplasia 上颌发育不全 04.088

maxillary protraction 上颌前方牵引 05.098

maximum mandibular protrusion 最大下颌前伸度 05.089

MBSR 正念减压治疗 05.010

mean arterial oxygen saturation 平均动脉血氧饱和度 04.393

mean sleep latency 平均睡眠潜伏时间 04.437

medial displacement and fixation of middle turbinate 中鼻甲内移固定术 05.128

median preoptic nucleus 视前正中核 02.040

meditation 冥想 05.007

melanin-concentrating hormone neuron 黑色素聚集激素神经元 02.064

melatonin 褪黑素 02.166

melatonin midpoint 褪黑素分泌中点 04.433

melatonin test 褪黑素检验 04.426

mental silence　精神静默，*超觉静默　05.006

MEQ　清晨型-夜晚型量表　04.462

MEQ-5　清晨型-夜晚型量表-5项，*清晨型-夜晚型问卷-5项　04.463

micro-arousal　微觉醒　04.305

micrognathia　小颌畸形，*下颌[后缩]畸形　04.491

micro-rapid eye movement sleep　快速眼动微睡眠，*微快速眼动睡眠　04.312

micro-sleep　微睡眠　04.311

middle constrictor of pharynx　咽中缩肌　02.118

midface hypoplasia　面中部发育不全　04.488

midfacial hypoplasia　面中部发育不全　04.488

midpalatal suture separation　腭中缝扩张　05.096

mid-sagittal plane　正中矢状平面　04.504

migraine　偏头痛　03.117

MII　多通道腔内阻抗　04.415

mindfulness　正念　05.008

mindfulness-based intervention　正念干预　05.009

mindfulness-based stress reduction　正念减压治疗　05.010

minimum of core body temperature　最低核心体温　04.435

minimum oxygen saturation during sleep　睡眠期间最低血氧饱和度　04.394

mixed sleep apnea　混合性睡眠呼吸暂停　04.335

mixed type of pediatric behavioral insomnia　混合型儿童行为相关失眠　03.010

mixed wave　混合波　04.211

mmEMG　咬肌肌电图　04.229

MMOA　双颌切开前移术　05.110

MnPO　视前正中核　02.040

modified activator　改良型肌激动器　05.084

modified portable sleep-apnea testing　改良便携式睡眠呼吸监测　04.282

modified twin block　改良双殆板矫治器　05.085

monobloc device　一体式口腔矫治器　05.080

montage　[睡眠监测]蒙太奇　04.132

mood　心境　02.192

mood disturbance　心境紊乱　04.054

morning chronotype　清晨型生物昼夜节律，*早起型生物节律　02.016

morning headache　晨起头痛　04.070

morningness-eveningness questionnaire　清晨型-夜晚型量表　04.462

morningness-eveningness questionnaire-5　清晨型-夜晚型量表-5项，*清晨型-夜晚型问卷-5项　04.463

motivated delayed sleep-wake phase syndrome　主动性睡眠[-觉醒]时相延迟综合征　03.056

motivation　动机　02.197

mouth piece　口含罩　05.055

movement arousal　运动相关觉醒　04.306

movement artifact　移动伪迹　04.270

MP-FH　下颌平面角　04.505

MRI　磁共振成像　04.508

MSL　平均睡眠潜伏时间　04.437

MSLT　多次小睡睡眠潜伏时间试验　04.436

multichannel intraluminal impedance　多通道腔内阻抗　04.415

multilevel surgery　多级手术　05.113

multiple sleep latency test　多次小睡睡眠潜伏时间试验　04.436

muscle artifact　肌肉[活动]伪迹　04.269

muscle hypotonia　肌张力低下　04.045

MWT　清醒维持测验　04.440

mylohyoid muscle　下颌舌骨肌　02.122

myoclonus　肌阵挛　04.046

myofunctional therapy　肌肉功能治疗　05.101

myokymia　肌[纤维]颤搐　04.047

N

NA　去甲肾上腺素　02.070

NAc　伏隔核　02.033

narcolepsy　发作性睡病　03.044

narcolepsy severity scale　发作性睡病严重[程]度量表，*嗜睡症严重程度量表　04.471

narcolepsy type 1　I型发作性睡病，*促食欲素缺乏综合征，*发作性睡病-猝倒型　03.045

narcolepsy type 2　II型发作性睡病　03.046

narcolepsy with cataplexy　*伴猝倒发作性睡病　03.045

narcolepsy without cataplexy　*不伴猝倒发作性睡病　03.046

narcotic or opioid induced central sleep apnea　药物或物质所致中枢性睡眠呼吸暂停　03.029

nasal airflow　鼻气流　04.125

nasal cavity 鼻腔 04.494

nasal cavity ventilation expansion surgery 鼻腔扩容术 05.129

nasal concha hypertrophy 鼻甲肥大 04.093

nasal expiratory positive pressure 经鼻呼气相气道正压[通气] 05.042

nasal mask 鼻罩 05.051

nasal obstruction 鼻塞 04.095

nasal pillows 鼻枕 05.053

nasal polyp 鼻息肉 04.096

nasal pressure transducer 鼻压力传感器 04.134

nasal septal 鼻中隔 02.096

nasal septal deviation 鼻中隔偏曲，*鼻中隔偏斜 04.092

nasal surgery 鼻科手术 05.126

nasal valve surgery 鼻瓣区手术 05.131

nasopharynx 鼻咽 04.495

neck circumference 颈围 04.108

neck girth 颈围 04.108

negative expectation 负面预期 04.062

nEPAP 经鼻呼气相气道正压[通气] 05.042

neuregulin 神经调节蛋白 02.066

neuron 神经元 02.063

neuropeptide S 神经肽S 02.084

neuropeptide Y 神经肽Y 02.083

neuropsychology 神经心理学 02.206

neurotransmitter 神经递质 02.065

NFLE 夜间额叶癫痫 03.101

nightmare 梦魇 03.076

night terror *夜惊症 03.068

nighttime panic 夜间惊恐 04.015

NIV 无创机械通气 01.028

nocturnal angina *夜间心绞痛 03.122

nocturnal diaphoresis 夜间出汗 04.076

nocturnal frontal lobe epilepsy 夜间额叶癫痫 03.101

nocturnal groaning 夜间呻吟症 03.042

nocturnal oxygen therapy 夜间氧疗 05.073

nocturnal penile tumescence test 夜间阴茎勃起试验 04.419

nocturnal seizure 睡眠相关癫痫 03.100

nocturnal seizure study 夜间癫痫监测 04.422

nocturnal stridor 夜间喉鸣 04.079

nocturnal tooth grinding [睡眠]磨牙 04.323

noise 噪声 05.155

non-adjustable oral appliance 不可调式口腔矫治器 05.077

non-customized oral appliance 非定制化口腔矫治器，*非个性化口腔矫治器 05.079

non-dipping blood pressure 非勺型血压 02.160

non-24-hour sleep-wake rhythm disorder 非24小时昼夜节律相关睡眠[-觉醒]障碍 03.059

non-invasive positive pressure ventilation 无创正压通气 05.033

non-invasive ventilation 无创机械通气 01.028

non-rapid eye movement related parasomnia 非快速眼动异态睡眠 03.064

non-rapid eye movement sleep 非快速眼动睡眠，*非快速眼球运动睡眠 04.235

non-rapid eye movement sleep intrusion 非快速眼动睡眠侵入 04.216

nonrestorative sleep 非恢复性睡眠 04.020

noradrenalin 去甲肾上腺素 02.070

norepinephrine 去甲肾上腺素 02.070

notch filter 陷波滤波，*线路滤波，*工频滤波 04.157

NPPV 无创正压通气 05.033

NPS 神经肽S 02.084

NPT test 夜间阴茎勃起试验 04.419

NPY 神经肽Y 02.083

NREM sleep 非快速眼动睡眠，*非快速眼球运动睡眠 04.235

NRG 神经调节蛋白 02.066

NSS 发作性睡病严重[程]度量表，*嗜睡症严重程度量表 04.471

N24SWD 非24小时昼夜节律相关睡眠[-觉醒]障碍 03.059

nucleus accumbens 伏隔核 02.033

number of apnea 呼吸暂停次数 04.376

number of arousal 觉醒次数 04.370

number of central apnea 中枢性呼吸暂停次数 04.379

number of central hypopnea 中枢性低通气次数 04.386

number of hypopnea 低通气次数 04.384

number of mixed apnea 混合性呼吸暂停次数 04.378

number of obstructive apnea 阻塞性呼吸暂停次数 04.377

number of obstructive hypopnea 阻塞性低通气次数 04.385

number of oxygen desaturation [血]氧饱和度下降次数，*氧降次数 04.391

number of periodic limb movements of sleep　[睡眠]周期性肢体运动次数　04.372

number of periodic limb movements of sleep with arousal　觉醒相关周期性肢体运动次数　04.374

number of reflux episode　[胃食管]反流次数　04.411

number of respiratory effort related arousal　呼吸努力相关觉醒次数　04.388

number of respiratory event　呼吸事件次数　04.301

O

obesity　肥胖　04.084

obesity hypoventilation syndrome　肥胖低通气综合征　03.019

obstructive apnea-hypopnea index　阻塞性呼吸暂停低通气指数　04.382

obstructive sleep apnea　阻塞性睡眠呼吸暂停　04.334

obstructive sleep apnea hypopnea syndrome　阻塞性睡眠呼吸暂停低通气综合征　03.017

obstructive sleep hypopnea　阻塞性[睡眠]低通气　04.339

OCST　睡眠中心外睡眠监测　04.278

ODI　[血]氧饱和度下降指数，*氧降指数　04.392

oneirism　梦样意识状态　04.043

one-piece oral appliance　一体式口腔矫治器　05.080

optimal therapeutic position　最适治疗位　05.090

optimizing shift scheduling　优化排班　05.022

oral appliance　口腔矫治器　05.075

oral appliance therapy　口腔矫治器治疗　01.029

oral pressure therapy　口腔压力疗法　05.092

orbital plane　眶耳平面　04.503

ordered space　有序空间　05.176

orexin　促食欲素　02.167

orientation　定向力　02.177

orientation disorder　定向障碍　02.178

orofacial morphology　牙颌形态　02.100

oronasal mask　口鼻罩　05.052

oronasal thermal flow sensor　口鼻气流温度传感器　04.135

oropharynx　口咽　04.496

orthodontic expansion　正畸扩弓　05.094

orthognathic surgery　硬组织手术　05.102

OSAHS　阻塞性睡眠呼吸暂停低通气综合征　03.017

OSLER test　牛津睡眠抵抗测验　04.444

out of center sleep testing　睡眠中心外睡眠监测　04.278

out of centre and home sleep testing　中心外和家庭睡眠监测　04.276

out-of-phase deflection　异相偏转　04.190

overbite　前牙覆𬌗　02.102

overjet　前牙覆盖　02.101

overvalued idea　超价观念　02.190

overweight　超重　04.082

Oxford sleep resistance test　牛津睡眠抵抗测验　04.444

oximetry testing　血氧监测，*脉氧监测　04.288

oxygen desaturation　血氧饱和度下降　04.357

oxygen desaturation index　[血]氧饱和度下降指数，*氧降指数　04.392

P

panic disorder　惊恐障碍　03.113

PAP　气道正压通气　05.032

parabrachial nucleus　臂旁核　02.059

paradoxical breathing　矛盾呼吸　04.346

paradoxical insomnia　矛盾性失眠　03.005

paradoxical sleep characteristic　矛盾睡眠表现　04.253，*异相睡眠　04.236

paradoxical sleep feature　矛盾睡眠表现　04.253

paradoxical thoracoabdominal motion　胸腹矛盾运动　04.101

parafacial zone　面[神经]旁核　02.061

parasomnia overlap disorder　复合性异态睡眠，*异态睡眠重叠综合征　03.073

parasomnia pseudosuicide　异态睡眠性假性自杀　04.048

parasomnias　异态睡眠，*睡眠异态　01.018

paraventricular hypothalamic nucleus　下丘脑室旁核　02.047

Parkinson disease sleep scale　帕金森病睡眠量表　04.480

partial pressure of end-tidal carbon dioxide　呼气末二氧化碳分压　04.400

parvalbumin　小清蛋白　02.086

PAS　舌后间隙，*后气道间隙　04.502

PAT　外周动脉张力测量　04.290

patient ground　接地点　04.149

PB　臂旁核　02.059

PDR　后部优势节律　04.208

PDSS　帕金森病睡眠量表　04.480

peak　峰　04.179

peak-to-peak amplitude　峰-峰波幅　04.185

pediactric sleep questionnaire　儿童睡眠问卷　04.468

pediatric behavioral insomnia　儿童行为相关失眠　03.007

pediatric obstructive hypoventilation　儿童阻塞性肺泡低通气　03.022

pediatric obstructive sleep apnea and hypopnea　儿童阻塞性睡眠呼吸暂停低通气　03.021

pediatric obstructive sleep apnea syndrome　儿童阻塞性睡眠呼吸暂停综合征　03.020

pedunculopontine tegmental nucleus　脚桥被盖核　02.056

pen blocking artifact　笔阻伪迹　04.271

percentage of acid contact time　[胃]酸暴露时间百分比　04.414

percent of total sleep time in each stage　各期睡眠百分比　04.368

perception　知觉　02.184

perceptual distortion　知觉扭曲　02.185

periodic breathing　周期性呼吸　04.349

periodic limb movement　周期性肢体运动　04.315

periodic limb movement disorder　周期性肢体运动障碍　03.085

periodic limb movements of sleep arousal index　觉醒相关周期性肢体运动指数　04.375

periodic limb movements of sleep index　[睡眠]周期性肢体运动指数　04.373

peripheral arterial tone　外周动脉张力　04.291

peripheral arterial tonometry　外周动脉张力测量　04.290

peripheral circadian clock　外周生物钟　02.003

personality　人格　02.198

personality disorder　人格障碍　04.066

personality style　人格类型　02.200

personality type　人格类型　02.200

PGD₂　前列腺素D₂　02.076

PGO wave　脑桥-膝状体-枕区波　04.201

pharyngeal constrictor muscle　咽缩肌　02.116

pharyngeal critical pressure　[咽]临界闭合压, *咽临界压力　02.135

pharyngeal dilator muscle　咽扩张肌　02.114

pharyngeal surgery　咽成形术　05.120

pharyngoplasty　咽成形术　05.120

pharynx　咽　02.097

phase advance　时相提前, *相位提前　02.019

phase delay　时相延迟, *相位延迟　02.018

phase response curve　时相反应曲线, *相位反应曲线　02.020

phase shift　[睡眠]时相转换, *[睡眠]时相移位　05.024

phase-shifting protocol　[睡眠]时相转换方案　05.027

phasic electromyogram activity　时相型肌电活动　04.318

phasic elevation of chin electromyogram activity　*时相型颏肌电活动增加　04.317

phasic rapid eye movement sleep　时相性快眼动睡眠　04.244

photoplethysmography　光学体积描记[术]　04.294

physiological calibration　生物定标　04.172

physiological psychology　生理心理学　02.205

Pickwickian syndrome　*皮克威克综合征　03.019

Pierre Robin sequence　*皮埃尔·罗班序列征　04.492

Pier Robin syndrome　皮埃尔·罗班综合征　04.492

piezoelectric sensor　压电传感器　04.140

Pittsburgh sleep quality index　匹兹堡睡眠质量指数　04.458

plasma melatonin　血浆褪黑素　04.431

POA　视前区　02.038

POD　复合性异态睡眠, *异态睡眠重叠综合征　03.073

polysomnogram　多导睡眠图　04.113

polysomnograph　多导睡眠监测仪　04.114

polysomnography　多导睡眠监测　01.021

polyvinylidene fluoride sensor　聚偏氟乙烯传感器　04.138

pontogeniculo-occipital wave　脑桥-膝状体-枕区波　04.201

portable sleep monitoring　便携式睡眠监测　04.281

positioner　固位器式矫治器, *软粩垫式矫治器　05.086

positive airway pressure　气道正压通气　05.032

positive airway pressure titration　气道正压压力滴定　05.043

posterior dominant rhythm　后部优势节律　04.208

posterior hypothalamus 下丘脑后部 02.042

posttest questionnaire 监测后睡眠问卷 04.448

PPG 光学体积描记[术] 04.294

PPT 脚桥被盖核 02.056，脉搏传导时间 04.295

prefrontal cortex 前额叶皮质 02.024

preoptic area 视前区 02.038

pre-sleep arousal scale 入睡前觉醒量表，*睡前激发程度量表 04.457

pressure cycling 压力转换，*压力切换 05.064

pressure-support ventilation 压力支持通气 05.039

pretest questionnaire 监测前睡眠问卷 04.447

primary central sleep apnea 原发性中枢性睡眠呼吸暂停 03.025

primary central sleep apnea of infancy 婴儿原发性中枢性睡眠呼吸暂停 03.030

primary central sleep apnea of prematurity 早产儿原发性中枢性睡眠呼吸暂停 03.031

primary mandibular deficiency 原发性下颌[骨]发育不全 04.490

primary sleep enuresis 原发性睡眠遗尿症 03.080

primary sleep related bruxism 原发性睡眠磨牙症，*原发性夜磨牙症 03.090

primary snoring 鼾症 03.041

progressive relaxation 渐进式放松 05.012

prolonged expiration 长呼气 04.356

prophylactic nap 预防性小睡，*预防性午睡 05.020

propriospinal myoclonus at sleep onset 入睡期脊髓固有束肌阵挛 03.098

prostaglandin D₂ 前列腺素D₂ 02.076

PSAS 入睡前觉醒量表，*睡前激发程度量表 04.457

pseudoinsomnia *假性失眠 03.005

PSG 多导睡眠监测 01.021

PSQ 儿童睡眠问卷 04.468

PSQI 匹兹堡睡眠质量指数 04.458

PSV 压力支持通气 05.039

psychological and behavioral treatment [失眠]心理行为治疗 05.003

psychomotor vigilance test 精神行为警觉测验 04.443

psychophysiological insomnia 心理生理性失眠 03.002

psychotherapy 心理治疗 02.211

ptosis 上睑下垂 04.034

pulmonary function 肺功能 02.131

pulmonary ventilation 肺通气 02.145

pulse artifact 脉搏伪迹 04.274

pulse oximeter 脉搏血氧饱和度仪 04.286

pulse oximetry 脉搏血氧饱和度监测 04.287

pulse propagation time 脉搏传导时间 04.295

pulse wave amplitude 脉搏波波幅 04.293

pulse wave analysis 脉搏波分析 04.292

pupillography 瞳孔监测 04.441

pupil monitoring 瞳孔监测 04.441

PV 小清蛋白 02.086

PVDF sensor 聚偏氟乙烯传感器 04.138

PVN 下丘脑室旁核 02.047

PVT 精神行为警觉测验 04.443

PWA 脉搏波波幅 04.293

pyramidal maxillary osteotomy 勒福Ⅱ型截骨术，*上颌锥形截骨术 05.107

PZ 面[神经]旁核 02.061

Q

quiet sleep 安静睡眠 04.254

R

radiofrequency ablation 射频消融术 05.146

ramp time 延时升压时间 05.059

raphe nucleus 中缝核 02.058

rapid eye movement 快速眼动，*快速眼球运动 04.222

rapid eye movement density 快速眼动密度 04.256

rapid eye movement latency 快速眼动睡眠期潜伏时间 04.365

rapid eye movement related parasomnia 快速眼动异态睡眠 03.071

rapid eye movement sleep 快速眼动睡眠，*快速眼球运动睡眠 04.236

rapid eye movement sleep behavior disorder 快速眼动睡眠行为障碍 03.072

rapid eye movement sleep intrusion 快速眼动睡眠侵

入 04.328

rapid eye movement sleep latency 快速眼动睡眠潜伏时间 04.438

rapid eye movement sleep percentage 快速眼动睡眠百分比 04.369

rapid eye movement sleep rebound 快速眼动睡眠反跳 04.329

rapid eye movement sleep without atonia 快速眼动睡眠期肌电失弛缓 04.320

rapid maxillary expansion 快速[上颌]扩弓 05.097

RBD 快速眼动睡眠行为障碍 03.072

RBDQ 快速眼动睡眠行为障碍量表 04.474

RBDSQ 快速眼动睡眠行为障碍筛查量表 04.475

RDI 呼吸紊乱指数 04.390

reading eye movement 阅读眼动 04.221

recording electrode *记录电极 04.147

recording end time [睡眠监测]记录结束时间 04.300

recording start time [睡眠监测]记录开始时间 04.299

recurrent arousal associated with increased respiratory effort 频发呼吸努力相关觉醒 03.023

recurrent hypersomnia 复发性嗜睡症,*复发性过度睡眠 03.048

recurrent isolated sleep paralysis 频发性单纯睡瘫,*频发孤立性睡瘫 03.075

referential derivation 参考导联 04.130

referential electrode 参考电极 04.148

reflux parameter [胃食管]反流参数 04.410

registered polysomnographic technologist 注册多导睡眠监测技师 04.120

relative humidity 相对湿度 05.164

relaxation training 放松训练 05.011

REM 快速眼动,*快速眼球运动 04.222

remote sleep monitoring 远程睡眠监测 04.279

REM sleep 快速眼动睡眠,*快速眼球运动睡眠 04.236

REM sleep behavior disorder questionnaire 快速眼动睡眠行为障碍量表 04.474

REM sleep behavior disorder screening questionnaire 快速眼动睡眠行为障碍筛查量表 04.475

RERA 呼吸努力相关觉醒次数 04.388

RERA 频发呼吸努力相关觉醒 03.023

RERAI 呼吸努力相关觉醒指数 04.389

resistance [通道]阻抗 04.164

respiratory belt 呼吸测量带 04.139

respiratory control 呼吸控制 02.138

respiratory cycle 呼吸周期 02.132

respiratory disturbance index 呼吸紊乱指数 04.390

respiratory drive 呼吸驱动 02.139

respiratory effort related arousal 呼吸努力相关觉醒 04.344

respiratory effort related arousal index 呼吸努力相关觉醒指数 04.389

respiratory inductance plethysmography 呼吸感应[性]体积描记术,*呼吸电感体描术,*呼吸感应性体表描记术 04.233

respiratory movement electromyogram artifact 呼吸运动伪迹 04.268

respiratory neuron 呼吸神经元 02.142

respiratory reflex 呼吸反射 02.140

respiratory stimulation 呼吸刺激 02.143

restless leg syndrome 不宁腿综合征,*下肢不宁综合征,*不安腿综合征 03.084

restless leg syndrome quality of life questionnaire 不宁腿综合征生活质量问卷,*下肢不宁综合征生活质量问卷 04.478

retroglossal space 舌后间隙,*后气道间隙 04.502

retrognathia 下颌后缩 04.086

retronasal space 鼻后间隙 04.500

retropalatal space 软腭后间隙 04.501

reverse first night effect 逆首夜效应 04.122

rhinomanometer 鼻阻力计 04.512

rhinometer 鼻声反射仪 04.514

rhinospirometer 鼻气流计 04.513

rhythmic masticatory muscle activity 咀嚼肌节律运动 04.322

rhythmic movement 节律运动 04.321

RIP 呼吸感应[性]体积描记术,*呼吸电感体描术,*呼吸感应性体表描记术 04.233

rise time constant 递增时间常数 04.170

RLSQoL 不宁腿综合征生活质量问卷,*下肢不宁综合征生活质量问卷 04.478

RME 快速[上颌]扩弓 05.097

RMMA 咀嚼肌节律运动 04.322

Robin sequence *罗班序列征 04.492

RPSGT 注册多导睡眠监测技师 04.120

RSWA 快速眼动睡眠期肌电失弛缓 04.320

sagittal split ramus osteotomy 下颌升支矢状劈开截骨术 05.109

salivary melatonin assay 唾液褪黑素测定 04.428

salivary melatonin level 唾液褪黑素水平 04.427

sampling rate [信号]采样速率 04.167

SAQLI 卡尔加里睡眠呼吸暂停生活质量指数 04.479

sawtooth wave 锯齿波 04.207

SBD 睡眠呼吸障碍 03.016

SBS 睡眠信念量表 04.455

scalloped tongue 舌缘齿痕 02.130

scanning eye movement 扫视眼动 04.224

scheduled nap 计划性小睡 05.019

SCN 视交叉上核 02.044

SDRS 睡眠障碍评定量表 04.464

SDSC 儿童睡眠紊乱量表 04.467

seasonal variation 季节性波动 05.172

secondary sleep enuresis 继发性睡眠遗尿症 03.081

secondary sleep related bruxism 继发性睡眠磨牙症,*继发性夜磨牙症 03.091

secondary sleep related leg cramp 继发性睡眠相关腿痉挛 03.088

selected sleep deprivation 选择性睡眠剥夺 04.024

SEM 慢速眼动,*慢速眼球运动 04.223

sense 感觉 02.182

septoplasty 鼻中隔成形术 05.132

septoplasty with three high-tension lines resection 三线减张[法]鼻中隔矫正术 05.133

septorhinoplasty 鼻中隔成形术 05.132

serotonin *血清素 02.069

sexsomnia 睡眠相关异常性交行为 03.069

SHAPS 睡眠卫生意识和习惯量表 04.454

shift work disorder 倒班相关睡眠障碍,*倒班工作睡眠紊乱,*倒班障碍 03.062

short lingual frenulum 舌系带过短 04.106

short sleeper 短睡眠者 03.015

sighted patient with non-24-hour sleep-wake rhythm disorder 视力正常者昼夜节律相关睡眠[-觉醒]障碍 03.061

signal aliasing 信号失真 04.275

simple functional appliance 简单功能性矫治器 05.099

sinus surgery 鼻窦手术 05.135

situational sleep difficulty 境遇性失眠 04.016

skin temperature 皮肤温度 05.161

SL 睡眠潜伏时间,*睡眠潜伏期 04.364

SLD 背外侧被盖核下部 02.057

sleep 睡眠 01.002

sleep apnea 睡眠呼吸暂停 04.333

sleep architecture 睡眠结构 01.010

sleep beliefs scale 睡眠信念量表 04.455

sleep compression 睡眠压缩[疗法] 05.014

sleep deprivation 睡眠剥夺 04.023

sleep diary 睡眠日记 05.021

sleep disorder 睡眠疾病 01.013

sleep disordered breathing 睡眠呼吸障碍 01.015

sleep disordered breathing event [睡眠]呼吸事件 04.332

sleep disorder pharmacological therapy 睡眠疾病药物治疗 01.031

sleep disturbance scale for children 儿童睡眠紊乱量表 04.467

sleep drunkenness 睡眠宿醉,*严重睡眠惯性 04.040

sleep dysfunction rating scale 睡眠障碍评定量表 04.464

sleep efficiency 睡眠效率 01.011

sleep enuresis 睡眠遗尿症 03.079

sleep environment 睡眠环境 01.032

sleep etiology 睡眠疾病病因学 01.012

sleep fragmentation 睡眠片段 04.396

sleep groaning 睡眠呻吟 04.052

sleep hygiene 睡眠卫生 05.174

sleep hygiene awareness and practice scale 睡眠卫生意识和习惯量表 04.454

sleep hypnogram 睡眠趋势图 04.395

sleep hypopnea 低通气 04.338

sleepiness 思睡 04.027

sleeping goods 寝具,*卧具 05.167

sleep latency 睡眠潜伏时间,*睡眠潜伏期 04.364

sleep log 睡眠日志 04.449

sleep loss 睡眠减少 04.025

sleep medicine 睡眠医学 01.001

sleep monitoring time 睡眠监测时间 04.298

sleep movement disorder 睡眠运动障碍 01.019

sleep movement event ［睡眠］运动事件 04.313

sleep myoclonus syndrome *睡眠肌阵挛综合征 03.085

sleep nervosa 睡眠贪食症 03.070

sleep onset 睡眠起始 04.249

sleep-onset association type of pediatric behavioral insomnia 入睡相关型儿童行为相关失眠 03.008

sleep onset rapid eye movement period 睡眠起始快速眼动 04.439

sleep paralysis 睡瘫［症］，*睡眠麻痹，*鬼压床 04.037

sleep pattern 睡眠模式 01.008

sleep phase 睡眠时相 04.234

sleep physiology 睡眠生理学 01.009

sleep questionnaire scale in snoring children 鼾症儿童睡眠障碍量表 04.470

sleep related abnormal sexual behavior 睡眠相关异常性交行为 03.069

sleep-related breathing disorder 睡眠呼吸障碍 03.016

sleep related bruxism 睡眠磨牙症，*夜磨牙症 03.089

sleep related eating disorder *睡眠相关进食障碍 03.070

sleep related endocrine disease 睡眠相关内分泌疾病 03.124

sleep related epilepsy 睡眠相关癫痫 03.100

sleep-related erection 睡眠相关勃起 04.421

sleep-related erection testing 睡眠相关勃起监测 04.420

sleep related gastroesophageal reflux 睡眠相关性胃食管反流 03.121

sleep related hallucination 睡眠相关幻觉 03.078

sleep related hypertension 睡眠相关性高血压 03.123

sleep related hypoventilation disorder 睡眠相关肺泡低通气综合征 03.033

sleep related hypoventilation due to a medical disorder 疾病所致睡眠相关肺泡低通气 03.038

sleep related hypoventilation due to a medication or substance 药物或物质所致睡眠相关肺泡低通气 03.037

sleep related hypoxemia 睡眠相关低氧 03.040

sleep related hypoxemia disorder 睡眠相关低氧血症 03.039

sleep related laryngospasm 睡眠相关性喉痉挛 03.120

sleep related leg cramp 睡眠相关腿痉挛 03.086

sleep related movement disorder 睡眠相关运动障碍 03.083

sleep related myocardial ischemia 睡眠相关性心肌缺血 03.122

sleep related rhythmic movement disorder 睡眠相关节律性运动障碍 03.093

sleep related scale 睡眠量表 01.025

sleep related vocalization 睡眠相关发声 04.050

sleep report 睡眠报告 04.358

sleep restriction 睡眠限制 05.013

sleep spindle 睡眠梭形波，*睡眠纺锤波 04.206

sleep stage 睡眠期 04.238

sleep stage shift 睡眠期转换 04.250

sleep staging 睡眠分期 04.173

sleep state misperception 失眠状态错觉 03.006

sleep structure 睡眠结构 01.010

sleep surgery 睡眠外科手术 01.030

sleep talking 呓语症，*梦语症，*梦呓症 03.082

sleep terror 睡惊症 03.068

sleep-wake rhythm 睡眠清醒节律 02.008

sleep walking 睡行症，*睡眠行走 03.067

slow eye movement 慢速眼动，*慢速眼球运动 04.223

slow-frequency artifact 低频伪迹 04.264

slow-frequency sweat artifact 汗液伪迹 04.267

slow wave 慢波 04.200

slow wave artifact 慢波伪迹 04.272

slow wave sleep rebound 慢波睡眠反跳，*深睡眠反跳 04.330

smart positive airway pressure 智能型气道正压通气 05.037

SNc 黑质致密部 02.052

snore 打鼾，*打呼噜 04.073

snore artifact 鼾声伪迹 04.273

snore sensor 鼾声传感器 04.141

snoring 鼾症 03.041

Snoring, Tiredness, Observed apnea, high blood Pressure-Body mass index, Age, Neck circumference and Gender questionnaire STOP-BANG量表 04.450

SNr 黑质网状部 02.053

social interaction 社会交往 02.213

social psychology 社会心理学 02.212

soft palatal lifter 软腭作用器 05.082

soft palate 软腭 02.104

soft tissue structure 软组织结构 02.103

soft tissue surgery 软组织手术 05.114

somatostatin 生长抑素 02.088

somnambulism *梦游［症］ 03.067

somniloquy 梦呓 04.051

SP P物质 02.085

space veli palatine 腭帆间隙 02.110

spatium veli palati 腭帆间隙 02.110

spectral analysis ［睡眠监测］频谱分析 04.289

split-night polysomnography 分段多导睡眠监测，*分夜多导睡眠监测 04.117

SPZ 下室旁带 02.028

SSRO 下颌升支矢状劈开截骨术 05.109

SSS 斯坦福嗜睡量表 04.446

SST 生长抑素 02.088

stage N1 N1［睡眠］期 04.239

stage N2 N2［睡眠］期 04.240

stage N3 N3［睡眠］期 04.241

stage N N［睡眠］期，*非快速眼动睡眠期，*安静睡眠期 04.247

stage R R［睡眠］期 04.242

stage T T［睡眠］期，*睡眠转换期 04.248

stage W 清醒期 04.237

Stanford sleepiness scale 斯坦福嗜睡量表 04.446

Starling resistance model 斯塔林阻抗模型 05.048

status cataplecticus 猝倒持续状态 04.032

status dissociatus 分离性异态睡眠，*分离状态睡眠 03.074

steep mandible 下颌高陡，*下颌平面过陡 04.089

stimulant 中枢兴奋剂 05.152

stimulation therapy for apnea reduction 神经电刺激治疗 05.115

stimulus control 刺激控制［疗法］ 05.016

STN 丘脑底核 02.043

STOP-BANG questionnaire STOP-BANG量表 04.450

stress 应激 02.208

striatum 纹状体 02.032

subcortical arousal 皮质下觉醒 04.304

subcortical structure 皮质下结构 02.029

subjective-objective sleep discrepancy 主客观睡眠不一致，*睡眠感知错误 04.017

sublaterodorsal tegmental nucleus 背外侧被盖核下部 02.057

sublingual nerve stimulation 舌下神经电刺激 05.116

subparaventricular zone 下室旁带 02.028

substance P P物质 02.085

substantia nigra pars compacta 黑质致密部 02.052

substantia nigra pars reticulata 黑质网状部 02.053

subthalamic nucleus 丘脑底核 02.043

superior constrictor of pharynx 咽上缩肌 02.117

suprachiasmatic nucleus 视交叉上核 02.044

surgical expansion for hypopharynx 下咽［部］手术扩张 05.136

surgical weight loss 减重术 05.140

sustained elevation of chin electromyogram activity 持续型颏肌电活动增加，*紧张型颏肌电活动增加 04.316

sway artifact 慢波伪迹 04.272

symmetrical bilateral ethmoidectomy and maxillary sinus surgery 中鼻道双侧鼻窦对称开放术 05.134

synchrony 同步 05.063

T

TA 交替波 04.212

temperature 温度 05.159

temperature-controlled ablation radio-frequency 低温等离子射频消融术 05.147

temperature regulation 体温调节 05.162

tendinous arch 腭弓 02.107

tensor veli palatini muscle 腭帆张肌 02.108

thalamus 丘脑 02.037

therapeutics of sleep disorder 睡眠疾病治疗学 01.026

therapy associated central sleep apnea 治疗所致中枢性睡眠呼吸暂停 04.337

thermocouple sensor 热电偶传感器 04.137

thermoelectric sensor 热敏传感器，*热敏电阻传感器 04.136

theta wave θ波 04.196

thinking 思维 02.187

thinking content 思维内容 02.189

thinking form 思维形式 02.188

thyrotropin releasing hormone 促甲状腺素释放激素 02.165

tibialis anterior muscle electromyogram 胫骨前肌肌电图 04.230

time constant 时间常数 04.168

time-giver 授时因子，*昼夜节律时间维持系统 02.012

time in bed 卧床时间 04.008

time in each stage　各期[睡眠]时间　04.367

time-isolation protocol　时间隔离方案　05.028

time zone change syndrome　*时区改变综合征　03.063

titration sleep study　压力滴定睡眠监测　04.116

TMN　结节乳头体核　02.048

TNF-α　肿瘤坏死因子-α　02.081

tongue　舌　02.105

tongue base reduction　舌根减容术　05.137

tongue-repositioning device　舌牵引器　05.093

tongue suspension　舌骨悬吊术　05.103

tonic elevation of chin electromyogram activity　持续型颏肌电活动增加，*紧张型颏肌电活动增加　04.316

tonic rapid eye movement sleep　紧张性快速眼动睡眠　04.243

tonsil　扁桃体，*腭扁桃体　02.112

tonsillectomy　扁桃体切除术　05.119

tonsils hypertrophy　扁桃体肥大，*腭扁桃体增生　04.100

totally blind patient with non-24-hour sleep-wake rhythm disorder　全盲者昼夜节律相关睡眠[-觉醒]障碍　03.060

total recording time　总记录时间　04.362

total sleep time　总睡眠时间　04.361

total wake time　总清醒时间　04.363

tougue-stabilizing device　舌牵引器　05.093

trace alternant　交替波　04.212

tracheotomy　气管切开术　05.145

transcutaneous monitoring of partial pressure of end-tidal carbon dioxide　经皮二氧化碳分压监测　04.402

transcutaneous monitoring of partial pressure of oxygen tension　经皮氧分压监测　04.403

transducer　[睡眠监测]传感器　04.133

transient muscle activity　瞬时肌电活动　04.228

transmural pressure　跨壁压　02.136

transpalatal advancement pharyngoplasty　软腭前移咽成形术，*硬腭截短术　05.124

transverse maxillary osteotomy　勒福Ⅲ型截骨术，*上颌横行截骨术　05.108

treatment-emergent central sleep apnea　治疗相关中枢性睡眠呼吸暂停　03.032

treatment-related central sleep apnea　治疗所致中枢性睡眠呼吸暂停　04.337

treatment-induced sleep related bruxism　治疗所致睡眠磨牙症，*治疗所致夜间磨牙症　03.092

TRH　促甲状腺素释放激素　02.165

trisomy 21 syndrome　*21三体综合征　04.481

trough　谷　04.180

TRT　总记录时间　04.362

TST　总睡眠时间　04.361

tuberomammillary nucleus　结节乳头体核　02.048

tumor necrosis factor-α　肿瘤坏死因子-α　02.081

turbinate　鼻甲　02.095

turbinate hypertrophy　鼻甲肥大　04.093

turbinate reduction　鼻甲减容术　05.130

two-piece oral appliance　分体式口腔矫治器　05.081

type-B ultrasonic　B型超声　04.509

U

Ullanlinna narcolepsy scale　乌兰林纳发作性睡病量表　04.472

ultradian rhythm　超日节律　02.022

unintended sleep episode　无意识睡眠发作　04.030

unintentional leak　非有意漏气　05.069

unrefresh sleep　无清爽感睡眠　04.021

UNS　乌兰林纳发作性睡病量表　04.472

UPF　腭垂软腭瓣术　05.122

upper airway　上气道，*上呼吸道　02.090

upper airway collapsibility　上气道塌陷性　02.151

upper airway patency　上气道开放性　02.150

upper airway resistance　上气道阻力　02.148

upper airway resistance syndrome　上气道阻力综合征　03.043

upper jaw　上颌　02.093

UPPP　腭垂腭咽成形术　05.121

urinary melatonin metabolite　尿褪黑素代谢物　04.432

uvula　腭垂　02.106

uvulopalatal flap　腭垂软腭瓣术　05.122

uvulopalatopharyngoplasty　腭垂腭咽成形术　05.121

V

vasoactive intestinal polypeptide　血管活性肠肽　02.087

velopharynx　腭咽　04.497

ventilation　通气　02.144

ventilatory variability　通气波动性　02.147

ventral gigantocellular reticular nucleus　巨细胞网状核腹侧部　02.062

ventral pallidum　腹侧苍白球，*苍白球腹侧核　02.034

ventral tegmental area　腹侧被盖区　02.051

ventrolateral periaqueductal gray matter　腹外侧中脑导水管周围灰质　02.054

ventrolateral preoptic area　腹外侧视前区　02.039

ventromedial hypothalamic nucleus　下丘脑腹内侧核　02.046

vertex sharp wave　顶尖波，*V波　04.203

vestibular shield　前庭盾　05.100

vibration　震动　05.169

vigilance deficit　警觉性下降　04.060

vigilance test　警觉测验　04.442

VIP　血管活性肠肽　02.087

visceral fat　内脏脂肪　02.128

vlPAG　腹外侧中脑导水管周围灰质　02.054

VLPO　腹外侧视前区　02.039

VMH　下丘脑腹内侧核　02.046

volition　意志　02.195

volitional behavior　意志行为　02.194

VP　腹侧苍白球，*苍白球腹侧核　02.034

VT　警觉测验　04.442

VTA　腹侧被盖区　02.051

W

waist circumference　腰围　04.109

waist-hip ratio　腰臀比　04.112

wake after sleep onset　入睡后清醒时间　04.366

wakefulness　清醒　01.003

wake-promoting drug　促醒药物　05.153

wake-promoting medication　促醒药物　05.153

WASO　入睡后清醒时间　04.366

waveform　波形　04.186

wax bite　殆蜡　05.091

white noise　白噪声　05.156

will　意志　02.195

Willis-Ekbom disease　不宁腿综合征，*下肢不宁综合征，*不安腿综合征　03.084

witnessed apnea　旁证呼吸暂停　04.069

work and rest routine compliance　作息规律　05.179

Z

zeitgeber　授时因子，*昼夜节律时间维持系统　02.012

Z-palatoplasty　Z形腭咽成形术　05.123

汉 英 索 引

A

阿森斯失眠量表　Athens insomnia scale，AIS　04.460

*埃尔普诺尔综合征　Elpenor syndrome　03.066

艾普沃斯嗜睡量表　Epworth sleepiness scale，ESS　04.445

安静睡眠　quiet sleep　04.254

*安静睡眠期　stage N　04.247

γ-氨基丁酸　gamma-aminobutyric acid，GABA　02.067

暗光褪黑素释放试验　dim-light melatonin onset，DLMO　04.429

暗光褪黑素消退试验　dim-light melatonin offset，DLM offset　04.430

B

白细胞介素-1β　interleukin-1β，IL-1β　02.080

白噪声　white noise　05.156

柏林问卷　Berlin questionnaire，BQ　04.451

伴陈-施呼吸的中枢性睡眠呼吸暂停　central sleep apnea with Cheyne-Stokes breathing　03.026

*伴猝倒发作性睡病　narcolepsy with cataplexy　03.045

伴下丘脑功能障碍的迟发性中枢性肺泡低通气　late-onset central hypoventilation with hypothalamic dysfunction　03.035

备用电极　backup electrode　04.145

*背侧丘脑　dorsal thalamus　02.037

背景声　ambient sound　05.157

背外侧被盖核　laterodorsal tegmental nucleus，LDT　02.055

背外侧被盖核下部　sublaterodorsal tegmental nucleus，SLD　02.057

鼻瓣区手术　nasal valve surgery　05.131

鼻窦手术　sinus surgery　05.135

鼻后间隙　retronasal space　04.500

鼻甲　turbinate　02.095

鼻甲肥大　turbinate hypertrophy，nasal concha hypertrophy　04.093

鼻甲减容术　turbinate reduction　05.130

鼻科手术　nasal surgery　05.126

鼻梁凹陷　depressed nasal bridge　04.091

*鼻梁下塌　depressed nasal bridge　04.091

鼻气流　nasal airflow　04.125

鼻气流计　rhinospirometer　04.513

鼻腔　nasal cavity　04.494

鼻腔扩容术　nasal cavity ventilation expansion surgery　05.129

鼻塞　nasal obstruction　04.095

鼻声反射仪　rhinometer　04.514

鼻息肉　nasal polyp　04.096

鼻压力传感器　nasal pressure transducer　04.134

鼻咽　nasopharynx　04.495

鼻罩　nasal mask　05.051

鼻枕　nasal pillows　05.053

鼻中隔　nasal septal　02.096

鼻中隔成形术　septoplasty，septorhinoplasty　05.132

鼻中隔偏曲　nasal septal deviation　04.092

*鼻中隔偏斜　nasal septal deviation　04.092

*鼻柱压低　depressed nasal bridge　04.091

鼻阻力计　rhinomanometer　04.512

比奥呼吸　Biot breathing　04.351

笔阻伪迹　pen blocking artifact　04.271

臂旁核　parabrachial nucleus，PB　02.059

扁平吸气波形　inspiratory flattening　04.342

扁桃体　tonsil　02.112

扁桃体肥大　tonsils hypertrophy　04.100

扁桃体切除术　tonsillectomy　05.119

变应性鼻炎　allergic rhinitis　04.094

便携式睡眠监测　portable sleep monitoring　04.281

憋醒　dyspnea on awakening　04.068

α波　alpha wave　04.191

β波　beta wave　04.193

θ波　theta wave　04.196

δ波　delta wave　04.198

*V波　vertex sharp wave　04.203

α波侵入　alpha intrusion　04.214

波形　waveform　04.186

勃起功能障碍　erectile dysfunction，ED　04.072

*不安腿综合征　restless leg syndrome，Willis-Ekbom disease　03.084

不伴陈–施呼吸的疾病所致中枢性睡眠呼吸暂停　central sleep apnea due to a medical disorder without Cheyne- Stokes breathing　03.027

*不伴猝倒发作性睡病　narcolepsy without cataplexy　03.046

不可调式口腔矫治器　non-adjustable oral appliance　05.077

不宁腿综合征　restless leg syndrome，Willis-Ekbom disease　03.084

不宁腿综合征生活质量问卷　restless leg syndrome quality of life questionnaire，RLSQoL　04.478

C

参考导联　referential derivation　04.130

参考电极　referential electrode　04.148

*苍白球腹侧核　ventral pallidum，VP　02.034

差分放大器　differential amplifier　04.151

长呼气　prolonged expiration　04.356

长面综合征　long face syndrome　04.486

*长时程体动　major body movement　04.314

长睡眠者　long sleeper　03.053

长吸［式］呼吸　apneustic breathing，apneusis　04.354

长夜方案　long night protocol　05.031

超价观念　overvalued idea　02.190

*超觉静默　mental silence　05.006

超日节律　ultradian rhythm　02.022

超重　overweight　04.082

*潮式呼吸　Cheyne-Stokes breathing，Cheyne-Stokes respiration　04.347

陈–施呼吸　Cheyne-Stokes breathing，Cheyne-Stokes respiration　04.347

晨起口干　dry mouth in morning　04.071

晨起头痛　morning headache　04.070

成人阻塞性睡眠呼吸暂停综合征　adult obstructive sleep apnea syndrome　03.018

持续气道正压通气　continuous positive airway pressure，CPAP　05.034

持续型颏肌电活动增加　sustained elevation of chin electromyogram activity，tonic elevation of chin electromyogram activity　04.316

床伴　bed partner　05.168

磁场　magnetic field　05.173

磁共振成像　magnetic resonance imaging，MRI　04.508

雌激素　estrogen　02.163

刺激控制［疗法］　stimulus control　05.016

丛集性头痛　cluster headache　03.118

促甲状腺素释放激素　thyrotropin releasing hormone，TRH　02.165

促眠药物治疗　hypnotic medication　05.150

促食欲素　orexin　02.167

*促食欲素缺乏综合征　narcolepsy type 1　03.045

促醒药物　wake-promoting medication，wake-promoting drug　05.153

促性腺激素　gonadotropin　02.164

猝倒　cataplexy　04.031

猝倒持续状态　status cataplecticus　04.032

猝倒面容　cataplectic face　04.033

错觉　illusion　02.183

D

打鼾　snore　04.073

*打呼噜　snore　04.073

大体动　major body movement　04.314

单参数持续记录　continuous single bioparameter recording　04.284

胆胰分流与十二指肠切换术　biliopancreatic diversion with duodenal switch，BPDDS　05.142

岛叶皮质　insular cortex　02.026

*倒班工作睡眠紊乱 shift work disorder 03.062

倒班相关睡眠障碍 shift work disorder 03.062

*倒班障碍 shift work disorder 03.062

低波幅混合频率脑电活动 low-amplitude mixed-frequency electroencephalogram activity 04.202

低颏肌电张力 low chin electromyogram tone 04.227

低频滤波 low-frequency filter 04.155

低频伪迹 slow-frequency artifact 04.264

*低通滤波 low-pass filter 04.156

低通气 sleep hypopnea 04.338

低通气次数 number of hypopnea 04.384

低通气指数 hypopnea index, HI 04.387

低温等离子射频消融术 coblation, temperature-controlled ablation radio-frequency 05.147

递增时间常数 rise time constant 04.170

*第一晚效应 first night effect, FNE 05.170

电极 electrode 04.144

电极阻抗 electrode impedance 04.165

电子鼻咽镜 electronic nasopharyngoscope 04.510

顶尖波 vertex sharp wave 04.203

定向力 orientation 02.177

定向障碍 orientation disorder, disorientation 02.178

定制化口腔矫治器 custom-made oral appliance, customized oral appliance 05.078

动机 motivation 02.197

动态pH监测 ambulatory pH monitoring 04.408

短颅 brachycephalic head form 04.487

短睡眠者 short sleeper 03.015

短吸呼吸 inspiratory gasp 04.355

短暂型颏肌电活动增加 brief elevation of chin electromyogram activity 04.317

多巴胺 dopamine, DA 02.068

多巴胺转运蛋白 dopamine transporter, DAT 02.089

多次小睡睡眠潜伏时间试验 multiple sleep latency test, MSLT 04.436

多导睡眠监测 polysomnography, PSG 01.021

多导睡眠监测仪 polysomnograph 04.114

多导睡眠图 polysomnogram 04.113

多级手术 multilevel surgery 05.113

多通道腔内阻抗 multichannel intraluminal impedance, MII 04.415

E

*腭扁桃体 tonsil 02.112

*腭扁桃体增生 tonsils hypertrophy 04.100

腭垂 uvula 02.106

腭垂腭咽成形术 uvulopalatopharyngoplasty, UPPP 05.121

腭垂过长 elongated uvula 04.099

腭垂软腭瓣术 uvulopalatal flap, UPF 05.122

腭帆间隙 space veli palatine, spatium veli palati 02.110

腭帆提肌 levator veli palatini muscle 02.109

腭帆张肌 tensor veli palatini muscle 02.108

腭盖高拱 high and deep palatal vault 04.105

腭弓 tendinous arch 02.107

腭咽 velopharynx 04.497

腭咽肌扩张术 expansion sphincter pharyngoplasty 05.125

腭中缝扩张 midpalatal suture separation 05.096

儿童良性癫痫伴中央颞区棘波 benign epilepsy of childhood with centro-temporal spike, BECT 03.102

儿童睡眠紊乱量表 sleep disturbance scale for children, SDSC 04.467

儿童睡眠问卷 pediactric sleep questionnaire, PSQ 04.468

儿童睡眠习惯问卷 children's sleep habits questionnaire, CSHQ 04.466

儿童行为相关失眠 pediatric behavioral insomnia, behavioral insomnia of childhood 03.007

儿童枕叶癫痫 childhood occipital epilepsy 03.104

儿童阻塞性肺泡低通气 pediatric obstructive hypoventilation 03.022

儿童阻塞性睡眠呼吸暂停低通气 pediatric obstructive sleep apnea and hypopnea 03.021

儿童阻塞性睡眠呼吸暂停综合征 pediatric obstructive sleep apnea syndrome 03.020

二氧化碳激光切除术 carbon dioxide laser excision 05.148

二氧化碳监测术 capnometry 04.399

二氧化碳监测仪 capnometer 04.398

二氧化碳描记图 capnography 04.397

F

*发育延迟　developmental delay　04.081

发作性良性癫痫伴枕叶暴发　benign epilepsy with occipital paroxysm，BEOP　03.103

发作性睡病　narcolepsy　03.044

*发作性睡病–猝倒型　narcolepsy type 1　03.045

发作性睡病严重［程］度量表　narcolepsy severity scale，NSS　04.471

放大器　amplifier　04.150

放松训练　relaxation training　05.011

非定制化口腔矫治器　non-customized oral appliance 05.079

*非个性化口腔矫治器　non-customized oral appliance 05.079

非恢复性睡眠　nonrestorative sleep　04.020

非快速眼动觉醒障碍　disorder of arousal from non-rapid eye movement sleep　03.065

非快速眼动睡眠　non-rapid eye movement sleep，NREM sleep　04.235

非快速眼动睡眠持续棘慢波　continuous spike waves during non-rapid eye movement sleep，CSWS　03.111

*非快速眼动睡眠期　stage N　04.247

非快速眼动睡眠侵入　non-rapid eye movement sleep intrusion　04.216

非快速眼动异态睡眠　non-rapid eye movement related parasomnia　03.064

*非快速眼球运动睡眠　non-rapid eye movement sleep，NREM sleep　04.235

非勺型血压　non-dipping blood pressure　02.160

非24小时昼夜节律相关睡眠［–觉醒］障碍　non-24-hour sleep-wake rhythm disorder，N24SWD　03.059

非有意漏气　unintentional leak　05.069

肥胖　obesity　04.084

肥胖低通气综合征　obesity hypoventilation syndrome 03.019

肺功能　pulmonary function　02.131

肺泡低通气　hypoventilation　04.343

肺泡通气　alveolar ventilation　02.146

肺顺应性　lung compliance　02.134

肺通气　pulmonary ventilation　02.145

分段多导睡眠监测　split-night polysomnography　04.117

分离性异态睡眠　status dissociatus　03.074

*分离状态睡眠　status dissociatus　03.074

分体式口腔矫治器　duobloc splint，two-piece oral appliance　05.081

*分夜多导睡眠监测　split-night polysomnography　04.117

峰　peak　04.179

峰–峰波幅　peak-to-peak amplitude　04.185

弗里德曼分级　Friedman classification　04.111

伏隔核　nucleus accumbens，NAc　02.033

福特应激性失眠反应测验　Ford insomnia response to stress test，FIRST　04.456

负面预期　negative expectation　04.062

*复发性过度睡眠　recurrent hypersomnia　03.048

复发性嗜睡症　recurrent hypersomnia　03.048

K复合波　K complex　04.204

复合性异态睡眠　parasomnia overlap disorder，POD 03.073

复杂性夜间幻视　complex nocturnal visual hallucination　04.036

腹部运动　abdomen movement　04.128

腹部脂肪　abdominal fat　02.129

腹侧被盖区　ventral tegmental area，VTA　02.051

腹侧苍白球　ventral pallidum，VP　02.034

腹腔镜可调节性胃束带术　laparoscopic adjustable gastric banding，LAGB　05.143

腹外侧视前区　ventrolateral preoptic area，VLPO　02.039

腹外侧中脑导水管周围灰质　ventrolateral periaque-ductal gray matter，vlPAG　02.054

G

改良便携式睡眠呼吸监测　modified portable sleep-apnea testing　04.282

改良双拾板矫治器　modified twin block　05.085

改良型肌激动器　modified activator　05.084

甘氨酸　glycine　02.077

甘丙肽　galanin　02.078

感觉　sense　02.182

γ干扰素　interferon-γ，IFN-γ　02.082

高电压慢波　high voltage slow wave，HVS　04.210

高海拔周期性呼吸　high altitude periodic breathing　04.350

高海拔周期性呼吸所致中枢性睡眠呼吸暂停　central sleep apnea due to high altitude periodic breathing　03.028

高频滤波　high-frequency filter　04.156

高频伪迹　high-frequency artifact　04.263

*高通滤波　high-pass filter　04.155

高阻抗伪迹　high impedance artifact　04.258

膈肌　diaphragm　02.124

膈肌肌电图　diaphragmatic electromyogram　04.232

*个性化口腔矫治器　custom-made oral appliance，customized oral appliance　05.078

各期睡眠百分比　percent of total sleep time in each stage　04.368

各期[睡眠]时间　time in each stage　04.367

*工频滤波　notch filter　04.157

共轭眼动　conjugate eye movement　04.219

*共轭眼球运动　conjugate eye movement　04.219

共济失调[性]呼吸　ataxic breathing　04.353

共模抑制　common mode rejection　04.160

谷　trough　04.180

谷氨酸　glutamate　02.073

固定明-暗时间表　fixed light-dark schedule　05.025

固位器式矫治器　positioner　05.086

*固有昼夜节律　inherent circadian rhythm　02.006

关灯时间　light out clock time　04.359

光暴露　light exposure　02.014

光疗法　light therapy　05.017

光学体积描记[术]　photoplethysmography，PPG　04.294

光照　illumination　05.158

*光照疗法　light therapy　05.017

光照昼夜节律　light circadian rhythm　02.007

*鬼压床　sleep paralysis　04.037

国际不宁腿综合征研究组评估量表　international restless leg syndrome study group rating scale，IRLS　04.476

国际10-20脑电极安置系统　international 10-20 system of electrode placement　04.178

*国际下肢不宁综合征研究组评估量表　international restless leg syndrome study group rating scale，IRLS　04.476

过度警觉　hyperalertness　04.012

过度觉醒　hyperarousal　04.013

过度片段性肌阵挛　excessive fragmentary myoclonus　04.325

*过敏性鼻炎　allergic rhinitis　04.094

H

海拔　altitude　05.171

海马θ节律　hippocampal theta rhythm　04.197

海马结构　hippocampal formation，hippocampus formation　02.036

鼾声传感器　snore sensor　04.141

鼾声伪迹　snore artifact　04.273

鼾症　snoring，primary snoring　03.041

鼾症儿童睡眠障碍量表　sleep questionnaire scale in snoring children　04.470

汗液伪迹　slow-frequency sweat artifact　04.267

50赫兹干扰　50-cycle interference　04.262

60赫兹干扰　60-cycle interference　04.260

50赫兹伪迹　50-cycle artifact　04.261

60赫兹伪迹　60-cycle artifact　04.259

黑色素聚集激素神经元　melanin-concentrating hormone neuron　02.064

黑质网状部　substantia nigra pars reticulata，SNr　02.053

黑质致密部　substantia nigra pars compacta，SNc　02.052

恒定常规方案　constant routine protocol　05.030

喉　larynx　02.098

喉反射　laryngeal reflex　02.137

喉咽　hypopharynx　04.499

后备通气　backup ventilation　05.060

后部优势节律　posterior dominant rhythm，PDR　04.208

*后气道间隙　retroglossal space，PAS　04.502

呼气末二氧化碳分压　partial pressure of end-tidal carbon dioxide　04.400

呼气末二氧化碳监测　end-tidal carbon dioxide monitoring，$ETCO_2$ monitoring　04.401

呼气末压力释放系统　expiratory pressure relief system　05.049

呼气相气道正压[通气]　expiratory positive airway pressure，EPAP　05.041

呼吸测量带　respiratory belt　04.139

呼吸刺激 respiratory stimulation 02.143

*呼吸电感体描术 respiratory inductance plethysmography，RIP 04.233

呼吸反射 respiratory reflex 02.140

*呼吸感应性体表描记术 respiratory inductance plethysmography，RIP 04.233

呼吸感应[性]体积描记术 respiratory inductance plethysmography，RIP 04.233

呼吸控制 respiratory control 02.138

呼吸困难 dyspnea 04.067

呼吸努力相关觉醒 respiratory effort related arousal 04.344

呼吸努力相关觉醒次数 number of respiratory effort related arousal，RERA 04.388

呼吸努力相关觉醒指数 respiratory effort related arousal index，RERAI 04.389

呼吸驱动 respiratory drive 02.139

呼吸神经元 respiratory neuron 02.142

呼吸事件次数 number of respiratory event 04.301

呼吸紊乱指数 respiratory disturbance index，RDI 04.390

呼吸运动伪迹 respiratory movement electromyogram artifact 04.268

呼吸暂停次数 number of apnea 04.376

呼吸暂停低通气指数 apnea-hypopnea index，AHI 04.381

呼吸暂停指数 apnea index，AI 04.380

呼吸周期 respiratory cycle 02.132

化学感受性反射激活 chemoreflex activation 02.141

[环境]首夜效应 first night effect，FNE 05.170

环境限制型儿童行为相关失眠 limit-setting type of pediatric behavioral insomnia 03.009

环境性睡眠障碍 environmental sleep disorder 05.180

环咽肌 cricopharyngeus muscle 02.115

幻觉 hallucination 02.186

唤醒 awaking 01.005

会厌整形术 epiglottoplasty 05.139

混合波 mixed wave 04.211

混合型儿童行为相关失眠 mixed type of pediatric behavioral insomnia 03.010

混合性呼吸暂停次数 number of mixed apnea 04.378

混合性睡眠呼吸暂停 mixed sleep apnea 04.335

β活动 beta activity 04.195

*活动测量传感器 actigraph 04.424

活跃睡眠 active sleep 04.255

获得性癫痫性失语 acquired epileptic aphasia 03.110

J

机械定标 machine calibration，calibration 04.171

肌电图 electromyogram 04.225

肌肉功能治疗 myofunctional therapy 05.101

肌肉[活动]伪迹 muscle artifact 04.269

肌[纤维]颤搐 myokymia 04.047

肌张力低下 muscle hypotonia，hypomyotonia 04.045

肌张力增高 increased muscle tone，hypermyotonia 04.044

肌阵挛 myoclonus 04.046

基底前脑 basal forebrain，BF 02.030

基线 baseline 04.182

急性失眠 acute insomnia 03.014

疾病所致嗜睡症 hypersomnia due to medical disorder 03.049

疾病所致睡眠相关肺泡低通气 sleep related hypoventilation due to a medical disorder 03.038

计划性小睡 scheduled nap 05.019

计算机体层成像 computed tomograph，CT 04.507

*记录电极 recording electrode 04.147

季节性波动 seasonal variation 05.172

继发性睡眠磨牙症 secondary sleep related bruxism 03.091

继发性睡眠相关腿痉挛 secondary sleep related leg cramp 03.088

继发性睡眠遗尿症 secondary sleep enuresis 03.081

*继发性夜磨牙症 secondary sleep related bruxism 03.091

加速度计 accelerometer 04.425

加温湿化 heated humidity，HH 05.058

加温湿化器 heated humidifier 05.057

家庭睡眠监测 home sleep testing，HST 04.277

*甲减 hypothyroidism 04.485

甲状腺功能减退症 hypothyroidism 04.485

*假性失眠 pseudoinsomnia 03.005

*间停呼吸 Biot breathing 04.351

间歇性打鼾 intermittent snoring 04.074

监测后睡眠问卷 posttest questionnaire 04.448
监测前睡眠问卷 pretest questionnaire 04.447
减重术 surgical weight loss, bariatric surgery 05.140
简单功能性矫治器 simple functional appliance 05.099
简明婴儿睡眠问卷 brief infant sleep questionnaire, BISQ 04.469
渐进式放松 progressive relaxation 05.012
渐升渐降呼吸模式 crescendo/decrescendo breathing pattern 04.348
缰核 habenular nucleus, Hb 02.049
*降压反射 depressor reflex 02.157
交流放大器 alternating current amplifier 04.153
交替波 trace alternant, TA 04.212
交替下肢肌肉活动 alternating leg muscle activation 04.326
焦虑 anxiety 04.058
焦虑[性]障碍 anxiety disorder 03.112
*焦虑症 anxiety disorder 03.112
脚桥被盖核 pedunculopontine tegmental nucleus, PPT 02.056
接地点 ground, patient ground 04.149
接受度 acceptability 05.070
α节律 alpha rhythm 04.192
β节律 beta rhythm 04.194
节律运动 rhythmic movement 04.321
结节乳头体核 tuberomammillary nucleus, TMN 02.048
*睫状神经痛 cluster headache 03.118
*紧张型颏肌电活动增加 sustained elevation of chin electromyogram activity, tonic elevation of chin electromyogram activity 04.316
紧张性快速眼动睡眠 tonic rapid eye movement sleep 04.243
*近日生物钟 circadian clock 02.001
经鼻高流量氧疗 high flow nasal therapy 05.074
经鼻呼气相气道正压[通气] nasal expiratory positive pressure, nEPAP 05.042
经皮二氧化碳分压监测 transcutaneous monitoring of partial pressure of end-tidal carbon dioxide 04.402
经皮氧分压监测 transcutaneous monitoring of partial pressure of oxygen tension 04.403
惊恐障碍 panic disorder 03.113
精神疾病相关失眠 insomnia due to mental disorder 03.011

精神疾病相关嗜睡症 hypersomnia due to mental disorder 03.051
精神静默 mental silence 05.006
精神行为警觉测验 psychomotor vigilance test, PVT 04.443
颈动脉体 carotid body 02.158
颈过伸 excessive neck extension 04.102
颈围 neck circumference, neck girth 04.108
警觉测验 vigilance test, VT 04.442
警觉性下降 vigilance deficit 04.060
胫骨前肌肌电图 tibialis anterior muscle electromyogram 04.230
境遇性失眠 situational sleep difficulty 04.016
就寝抗拒 bedtime resistance 04.006
就寝拖延 bedtime stalling 04.007
*居家监测 home sleep testing, HST 04.277
咀嚼肌节律运动 rhythmic masticatory muscle activity, RMMA 04.322
巨舌 macroglossia 04.090
巨细胞网状核腹侧部 ventral gigantocellular reticular nucleus 02.062
拒绝就寝 bedtime refusal 04.005
锯齿波 sawtooth wave 04.207
聚偏氟乙烯传感器 polyvinylidene fluoride sensor, PVDF sensor 04.138
觉醒 arousal 01.004
觉醒次数 number of arousal 04.370
*觉醒反应潜伏期 arousal response latency 04.417
觉醒反应潜伏时间 arousal response latency 04.417
觉醒复合体 arousal complex 04.309
觉醒期全面强直-阵挛性发作癫痫 epilepsy with generalized tonic-clonic seizure on awakening 03.108
*觉醒时大发作癫痫 epilepsy with grand mal on awakening 03.108
觉醒事件 arousal event 04.302
觉醒相关K复合波 K complex associated with arousal 04.205
觉醒相关周期性肢体运动次数 number of periodic limb movements of sleep with arousal 04.374
觉醒相关周期性肢体运动指数 periodic limb movements of sleep arousal index 04.375
觉醒指数 arousal index, ArI 04.371

K

卡尔加里睡眠呼吸暂停生活质量指数 Calgary sleep apnea quality of life index，SAQLI 04.479

开灯时间 light on clock time 04.360

颏成形术 genioplasty 05.111

颏肌肌电图 chin electromyogram 04.226

颏舌肌 genioglossus muscle 02.120

颏舌肌前徙术 genioglossus advancement 05.104

*颏舌肌前移术 genioglossus advancement 05.104

*可的松 cortisol，hydrocortisone 02.171

可调式口腔矫治器 adjustable oral appliance 05.076

*克莱恩–莱文综合征 Kleine-Levin syndrome 03.048

克鲁宗综合征 Crouzon syndrome 04.489

恐惧 fear 04.059

口鼻气流温度传感器 oronasal thermal flow sensor 04.135

口鼻罩 oronasal mask 05.052

口含罩 mouth piece 05.055

口腔矫治器 oral appliance 05.075

口腔矫治器治疗 oral appliance therapy，dental appliance therapy 01.029

口腔压力疗法 oral pressure therapy 05.092

口咽 oropharynx 04.496

*库欣综合征 Cushing syndrome 04.482

跨壁压 transmural pressure 02.136

*快波睡眠 fast wave sleep 04.236

快速[上颌]扩弓 rapid maxillary expansion，RME 05.097

快速眼动 rapid eye movement，REM 04.222

快速眼动密度 rapid eye movement density 04.256

快速眼动睡眠 rapid eye movement sleep，REM sleep 04.236

快速眼动睡眠百分比 rapid eye movement sleep percentage 04.369

快速眼动睡眠反跳 rapid eye movement sleep rebound 04.329

快速眼动睡眠期肌电失弛缓 rapid eye movement sleep without atonia，RSWA 04.320

快速眼动睡眠期潜伏时间 rapid eye movement latency 04.365

快速眼动睡眠潜伏时间 rapid eye movement sleep latency 04.438

快速眼动睡眠侵入 rapid eye movement sleep intrusion 04.328

快速眼动睡眠行为障碍 rapid eye movement sleep behavior disorder，RBD 03.072

快速眼动睡眠行为障碍量表 REM sleep behavior disorder questionnaire，RBDQ 04.474

快速眼动睡眠行为障碍筛查量表 REM sleep behavior disorder screening questionnaire，RBDSQ 04.475

快速眼动微睡眠 micro-rapid eye movement sleep 04.312

快速眼动异态睡眠 rapid eye movement related parasomnia 03.071

*快速眼球运动 rapid eye movement，REM 04.222

*快速眼球运动睡眠 rapid eye movement sleep，REM sleep 04.236

眶耳平面 orbital plane 04.503

困倦 drowsiness 04.028

扩张肌 dilator muscle 02.113

L

*兰道–克勒夫纳综合征 Landau-Kleffner syndrome，LKS 03.110

蓝斑核 locus coeruleus，LC 02.060

勒福Ⅰ型截骨术 Le Fort Ⅰ osteotomy，horizontal maxillary osteotomy 05.106

勒福Ⅱ型截骨术 Le Fort Ⅱ osteotomy，pyramidal maxillary osteotomy 05.107

勒福Ⅲ型截骨术 Le Fort Ⅲ osteotomy，transverse maxillary osteotomy 05.108

肋间肌 intercostal muscle 02.123

肋间肌肌电图 intercostal electromyogram 04.231

良性运动现象 benign movement phenomenon 04.324

STOP-BANG量表 Snoring, Tiredness, Observed apnea, high blood Pressure-Body mass index, Age, Neck circumference and Gender questionnaire；STOP-BANG questionnaire 04.450

P

帕金森病睡眠量表　Parkinson disease sleep scale, PDSS　04.480

旁证呼吸暂停　witnessed apnea　04.069

*皮埃尔·罗班序列征　Pierre Robin sequence　04.492

皮埃尔·罗班综合征　Pier Robin syndrome　04.492

皮肤温度　skin temperature　05.161

*皮克威克综合征　Pickwickian syndrome　03.019

皮质　cortex　02.023

皮质醇　cortisol, hydrocortisone　02.171

皮质醇检验　cortisol assay　04.434

皮质醇增多症　hypercortisolism　04.482

皮质觉醒　cortical arousal　04.303

皮质下结构　subcortical structure　02.029

皮质下觉醒　subcortical arousal　04.304

疲劳　fatigue　04.026

匹兹堡睡眠质量指数　Pittsburgh sleep quality index, PSQI　04.458

偏头痛　migraine　03.117

片段睡眠　fragmental sleep　04.331

*频发孤立性睡瘫　recurrent isolated sleep paralysis　03.075

频发呼吸努力相关觉醒　recurrent arousal associated with increased respiratory effort, RERA　03.023

频发性单纯睡瘫　recurrent isolated sleep paralysis　03.075

δ频率　delta frequency　04.199

平均动脉血氧饱和度　mean arterial oxygen saturation　04.393

平均容量保证压力支持通气　average volume-assured pressure support, AVAPS　05.046

平均睡眠潜伏时间　mean sleep latency, MSL　04.437

普通心理学　general psychology　02.174

Q

气道正压通气　positive airway pressure, PAP　05.032

气道正压压力滴定　positive airway pressure titration　05.043

气管切开术　tracheotomy　05.145

气流受限　flow limitation　04.341

牵引成骨术　distraction osteogenesis, DO　05.112

前额叶皮质　prefrontal cortex　02.024

前扣带回皮质　anterior cingulate cortex, ACC　02.025

前列腺素D_2　prostaglandin D_2, PGD_2　02.076

前庭盾　vestibular shield　05.100

前牙覆盖　overjet　02.101

前牙覆殆　overbite　02.102

浅睡眠　light sleep　04.251

强迫去同步化方案　forced desynchrony protocol　05.029

5-羟色胺　5-hydroxytryptamin, 5-HT　02.069

寝具　sleeping goods　05.167

寝室　bed room　05.166

青少年肌阵挛癫痫　juvenile myoclonic epilepsy, JME　03.107

轻躁狂　hypomania　04.064

*氢化可的松　cortisol, hydrocortisone　02.171

清晨型生物昼夜节律　morning chronotype　02.016

清晨型-夜晚型量表　morningness-eveningness questionnaire, MEQ　04.462

清晨型-夜晚型量表-5项　morningness-eveningness questionnaire-5, MEQ-5　04.463

*清晨型-夜晚型问卷-5项　morningness-eveningness questionnaire-5, MEQ-5　04.463

清醒　wakefulness　01.003

清醒期　stage W　04.237

清醒维持测验　maintenance of wakefulness test, MWT　04.440

情感　affection　02.191

情绪　emotion　02.193

情绪触发猝倒问卷　cataplexy emotional trigger questionnaire, CETQ　04.473

丘脑　thalamus　02.037

丘脑底核　subthalamic nucleus, STN　02.043

躯体疾病相关失眠　insomnia due to medical condition　03.012

去甲肾上腺素　noradrenalin, norepinephrine, NA　02.070

*去同步化睡眠　desynchronized sleep　04.236

全参数便携式多导睡眠监测　comprehensive portable polysomnography　04.283

全脸面罩　full face mask　05.054

全盲者昼夜节律相关睡眠[–觉醒]障碍　totally blind patient with non-24-hour sleep-wake rhythm disorder

03.060

确定快速眼动睡眠　definite stage R　04.246

确定N2期　definite stage N2　04.245

R

热电偶传感器　thermocouple sensor　04.137

热敏传感器　thermoelectric sensor　04.136

*热敏电阻传感器　thermoelectric sensor　04.136

人格　personality　02.198

人格类型　personality style，personality type　02.200

人格障碍　personality disorder　04.066

人工判读　manual scoring　04.175

人工[压力]滴定　manual titration　05.044

认知　cognition　02.179

认知类型　cognitive style　02.180

认知损害　cognitive impairment　04.080

认知行为疗法　cognitive behavioral therapy，CBT　01.027

认知治疗　cognitive therapy　02.181

日间小睡　daytime napping　05.018

入睡后清醒时间　wake after sleep onset，WASO　04.366

入睡幻觉　hypnagogic hallucination　04.035

入睡困难　difficulty initiating sleep　04.002

入睡期脊髓固有束肌阵挛　propriospinal myoclonus at sleep onset　03.098

[入]睡前超同步化　hypnagogic hypersynchrony，HH　04.209

入睡前觉醒量表　pre-sleep arousal scale，PSAS　04.457

入睡相关型儿童行为相关失眠　sleep-onset association type of pediatric behavioral insomnia　03.008

软腭　soft palate　02.104

软腭低垂　low soft palate egde　04.103

软腭后间隙　retropalatal space　04.501

软腭前移咽成形术　transpalatal advancement pharyngoplasty　05.124

软腭作用器　soft palatal lifter　05.082

软骨发育不全　achondroplasia　04.483

*软帖垫式矫治器　positioner　05.086

软组织结构　soft tissue structure　02.103

软组织手术　soft tissue surgery　05.114

S

*21三体综合征　trisomy 21 syndrome　04.481

三线减张[法]鼻中隔矫正术　septoplasty with three high-tension lines resection　05.133

扫视眼动　scanning eye movement　04.224

色彩感觉　color feeling　05.165

上颌　maxillary，upper jaw　02.093

上颌发育不全　maxillary hypoplasia，maxillary constriction　04.088

*上颌横行截骨术　Le Fort Ⅲ osteotomy，transverse maxillary osteotomy　05.108

上颌扩弓　maxillary expansion　05.095

上颌前部截骨术　anterior maxillary osteotomy　05.105

上颌前方牵引　maxillary protraction　05.098

*上颌水平截骨术　Le Fort Ⅰ osteotomy，horizontal maxillary osteotomy　05.106

*上颌锥形截骨术　Le Fort Ⅱ osteotomy，pyramidal maxillary osteotomy　05.107

*上呼吸道　upper airway　02.090

上睑下垂　ptosis　04.034

上气道　upper airway　02.090

上气道开放性　upper airway patency　02.150

上气道塌陷性　upper airway collapsibility　02.151

上气道阻力　upper airway resistance　02.148

上气道阻力综合征　upper airway resistance syndrome　03.043

勺型血压　dipping blood pressure　02.161

舌　tongue　02.105

舌部分切除术　glossectomy　05.138

*舌根后坠　lingual base falling backward　04.104

舌根减容术　tongue base reduction　05.137

舌骨　hyoid bone　02.099

舌骨舌肌　hyoglossus muscle　02.121

舌骨悬吊术 hyoid suspension，tongue suspension 05.103

舌后间隙 retroglossal space，PAS 04.502

舌后坠 glossoptosis 04.104

舌牵引器 tongue-repositioning device，tougue-stabilizing device 05.093

舌系带过短 short lingual frenulum，ankyloglossum 04.106

舌下神经 hypoglossal nerve 02.125

舌下神经电刺激 hypoglossal nerve stimulation，sublingual nerve stimulation 05.116

舌咽 glossopharynx 04.498

舌缘齿痕 scalloped tongue 02.130

社会交往 social interaction 02.213

社会心理学 social psychology 02.212

射频消融术 radiofrequency ablation 05.146

摄食节律 feeding rhythm 02.009

身体摇摆型睡眠相关节律性运动障碍 body rocking type rhythmic movement disorder 03.094

深睡眠 deep sleep 04.252

*深睡眠反跳 slow wave sleep rebound 04.330

神经递质 neurotransmitter 02.065

神经电刺激治疗 stimulation therapy for apnea reduction 05.115

神经肽S neuropeptide S，NPS 02.084

神经肽Y neuropeptide Y，NPY 02.083

神经调节蛋白 neuregulin，NRG 02.066

神经心理学 neuropsychology 02.206

神经元 neuron 02.063

生活方式 life style 02.210

生理心理学 physiological psychology 02.205

生物电信号 bioelectric signal 04.124

生物定标 biocalibration，physiological calibration 04.172

*生物节律相关睡眠[-觉醒]周期紊乱 circadian rhythm sleep-wake disorder 03.054

生物钟 circadian clock 02.001

*生物钟型 chronotype 02.015

*生物钟学 chronobiology 01.006

生物昼夜节律 biological circadian rhythm 02.004

生物昼夜节律时间维持系统 circadian time-keeping system 02.010

生物昼夜节律引导机制 circadian entrainment mechanism 02.011

生长发育迟滞 developmental delay 04.081

生长激素 growth hormone，GH 02.162

生长抑素 somatostatin，SST 02.088

失眠 hyposomnolence 04.001

失眠认知行为治疗 cognitive behavioral therapy for insomnia，CBTI 05.002

[失眠]心理行为治疗 psychological and behavioral treatment 05.003

*失眠严重程度量表 insomnia severity index，ISI 04.459

失眠严重程度指数 insomnia severity index，ISI 04.459

失眠症 insomnia 01.014

失眠状态错觉 sleep state misperception 03.006

湿度 humidity 05.163

湿化 humidification 05.056

时差相关睡眠障碍 jet lag disorder 03.063

时间常数 time constant 04.168

时间隔离方案 time-isolation protocol 05.028

时间生物学 chronobiology 01.006

时间生物学监测技术 chronobiologic monitoring technique 01.023

时间型 chronotype 02.015

*时区改变综合征 time zone change syndrome 03.063

时相反应曲线 phase response curve 02.020

时相提前 phase advance 02.019

时相型肌[电]颤搐活动过度 excess of phasic electromyogram twitch activity 04.319

时相型肌电活动 phasic electromyogram activity 04.318

*时相型颏肌电活动增加 phasic elevation of chin electromyogram activity 04.317

时相性快速眼动睡眠 phasic rapid eye movement sleep 04.244

时相延迟 phase delay 02.018

[实验室]首夜效应 first night effect 04.121

食管压 esophageal pressure 04.406

*食欲刺激素 ghrelin 02.168

视交叉上核 suprachiasmatic nucleus，SCN 02.044

视力正常者昼夜节律相关睡眠[-觉醒]障碍 sighted patient with non-24-hour sleep-wake rhythm disorder 03.061

视前区 preoptic area，POA 02.038

视前正中核 median preoptic nucleus，MnPO 02.040

适应性伺服通气 adaptive servo ventilation，ASV 05.047

室内环境质量 indoor environmental quality 05.177

室内空气清新度 indoor air freshness 05.178

室内清洁度　indoor cleanliness　05.175

嗜睡　hypersomnia，hypersomnolence　04.029

嗜睡[客观]检测　hypersomnia detection　01.024

*嗜睡症严重程度量表　narcolepsy severity scale，NSS　04.471

*首次吞咽潜伏期　latency to the first swallow　04.418

首次吞咽潜伏时间　latency to the first swallow　04.418

授时因子　zeitgeber，time-giver　02.012

*瘦蛋白　leptin　02.169

瘦素　leptin　02.169

数据采集系统　data acquisition system　04.123

数字分辨率　digital resolution　04.161

*数字容积体层摄影　digital volumetric tomography　04.506

数字式多导睡眠监测　digital polysomnography　04.119

衰减时间常数　decay time constant　04.169

双参数持续记录　continuous dual bioparameter recording　04.285

双颌切开前移术　mandibular maxillary osteotomy and advancement，MMOA　05.110

双极导联　bipolar derivation　04.131

双极电极　bipolar electrode　04.146

双水平气道正压通气　bilevel positive airway pressure，BPAP　05.035

双探头pH监测　dual pH probe monitoring　04.409

*双相气道正压通气　biphase positive airway pressure，BIPAP　05.035

双相障碍　bipolar disorder　03.115

*睡伴　bed partner　05.168

睡惊症　sleep terror　03.068

睡眠　sleep　01.002

α-δ睡眠　alpha-delta sleep　04.215

睡眠报告　sleep report　04.358

睡眠剥夺　sleep deprivation　04.023

睡眠不实　difficulty with sleep consolidation　04.019

睡眠不足综合征　insufficient sleep syndrome　03.052

睡眠喘息　gasping during sleep　04.078

*睡眠纺锤波　sleep spindle　04.206

睡眠分期　sleep staging　04.173

*睡眠感知错误　subjective-objective sleep discrepancy　04.017

睡眠功能性结局问卷　functional outcomes of sleep questionnaire，FOSQ　04.452

睡眠关联失当　inappropriate sleep association　04.010

睡眠核心温度　core temperature on sleep　05.160

[睡眠]呼吸事件　sleep disordered breathing event　04.332

睡眠呼吸暂停　sleep apnea　04.333

睡眠呼吸障碍　sleep disordered breathing　01.015，sleep-related breathing disorder，SBD　03.016

睡眠环境　sleep environment　01.032，circumstances for sleep　05.154

*睡眠肌阵挛综合征　sleep myoclonus syndrome　03.085

睡眠疾病　sleep disorder　01.013

睡眠疾病病因学　sleep etiology　01.012

睡眠疾病药物治疗　sleep disorder pharmacological therapy　01.031

睡眠疾病诊断学　diagnostics for sleep disorder　01.020

睡眠疾病治疗学　therapeutics of sleep disorder　01.026

[睡眠监测]传感器　transducer　04.133

[睡眠监测]导联　derivation　04.129

[睡眠监测]电极盒　jack-box　04.143

[睡眠监测]记录结束时间　recording end time　04.300

[睡眠监测]记录开始时间　recording start time　04.299

[睡眠监测]蒙太奇　montage　04.132

[睡眠监测]频谱分析　spectral analysis　04.289

睡眠监测时间　sleep monitoring time　04.298

*[睡眠监测]通道　channel　04.129

睡眠减少　sleep loss　04.025

睡眠结构　sleep architecture，sleep structure　01.010

睡眠–觉醒时相提前　advanced sleep-wake phase　03.057

睡眠–觉醒时相延迟　delayed sleep-wake phase　03.055

睡眠量表　sleep related scale　01.025

*睡眠麻痹　sleep paralysis　04.037

睡眠模式　sleep pattern　01.008

[睡眠]磨牙　nocturnal tooth grinding　04.323

睡眠磨牙症　sleep related bruxism　03.089

睡眠片段　sleep fragmentation　04.396

睡眠期　sleep stage　04.238

N[睡眠]期　stage N　04.247

N1[睡眠]期　stage N1　04.239

N2[睡眠]期　stage N2　04.240

N3[睡眠]期　stage N3　04.241

R[睡眠]期　stage R　04.242

T[睡眠]期　stage T　04.248

*睡眠期癫痫性电持续状态　electrical status epilepticus of sleep，ESES　03.111

睡眠期间最低血氧饱和度　minimum oxygen satura-

睡前足震颤　hypnagogic foot tremor　04.327

睡瘫［症］　sleep paralysis　04.037

睡行症　sleep walking　03.067

瞬时肌电活动　transient muscle activity　04.228

思睡　sleepiness　04.027

思维　thinking　02.187

思维内容　thinking content　02.189

思维形式　thinking form　02.188

斯塔林阻抗模型　Starling resistance model　05.048

斯坦福嗜睡量表　Stanford sleepiness scale，SSS　04.446

*酸廓清时间　acid clearance time　04.416

酸清除时间　acid clearance time　04.416

T

探测电极　exploring electrode　04.147

唐氏综合征　Down syndrome　04.481

糖皮质激素　glucocorticoid　02.170

特发性失眠　idiopathic insomnia　03.003

特发性嗜睡症　idiopathic hypersomnia　03.047

*特发性中枢神经系统嗜睡症　idiopathic hypersomnia　03.047

特发性中枢性肺泡低通气　idiopathic central alveolar hypoventilation　03.036

体动监测　actigraphy　01.022

体动图　actigram　04.423

体动仪　actigraph　04.424

体位　body position　04.126

体位传感器　body position sensor　04.142

体温调节　temperature regulation　05.162

*体质［量］指数　body mass index，BMI　04.107

体重指数　body mass index，BMI　04.107

跳跃伪迹　electrode-pop artifact　04.266

［通道］阻抗　impedance，resistance　04.164

通气　ventilation　02.144

通气波动性　ventilatory variability　02.147

同步　synchrony　05.063

同相偏转　in-phase deflection　04.189

瞳孔监测　pupil monitoring，pupillography　04.441

头部爆炸感综合征　exploding head syndrome　03.077

*头盒　head box　04.143

头影测量　cephalometry，cephalography　04.493

褪黑素　melatonin　02.166

褪黑素分泌中点　melatonin midpoint　04.433

褪黑素检验　melatonin test　04.426

唾液褪黑素测定　salivary melatonin assay　04.428

唾液褪黑素水平　salivary melatonin level　04.427

W

外侧隔核　lateral septal nucleus，LS　02.035

外周动脉张力　peripheral arterial tone　04.291

外周动脉张力测量　peripheral arterial tonometry，PAT　04.290

外周生物钟　peripheral circadian clock　02.003

*晚段失眠　early morning awakening　04.003

晚发型儿童枕叶癫痫　late-onset childhood occipital epilepsy　03.106

*晚睡型生物节律　evening chronotype　02.017

微觉醒　micro-arousal　04.305

*微快速眼动睡眠　micro-rapid eye movement sleep　04.312

微睡眠　micro-sleep　04.311

伪迹　artifact　04.257

胃促生长素　ghrelin　02.168

胃旁路术　gastric bypass　05.141

胃食管反流　gastroesophageal reflux，GER　04.405

［胃食管］反流参数　reflux parameter　04.410

［胃食管］反流次数　number of reflux episode　04.411

［胃食管］反流平均持续时间　average duration of reflux episode　04.412

［胃食管］反流最长持续时间　longest reflux episode　04.413

［胃］酸暴露时间　acid contact time，ACT　04.407

［胃］酸暴露时间百分比　percentage of acid contact time　04.414

温度　temperature　05.159

纹状体　striatum，corpus striatum　02.032

卧床时间　time in bed　04.008

卧床时间过多　excessive time in bed　04.009

*卧具 sleeping goods 05.167

乌兰林纳发作性睡病量表 Ullanlinna narcolepsy scale, UNS 04.472

无创机械通气 non-invasive ventilation, NIV 01.028

无创正压通气 non-invasive positive pressure ventilation, NPPV 05.033

无规律呼吸 dysrhythmic breathing 04.352

*无规律性睡眠[-觉醒]昼夜节律障碍 irregular sleep-wake rhythm disorder 03.058

无规律性昼夜节律相关睡眠[-觉醒]障碍 irregular sleep-wake rhythm disorder 03.058

无清爽感睡眠 unrefresh sleep 04.021

无意识进食 involuntary eating 04.049

无意识睡眠发作 unintended sleep episode 04.030

P物质 substance P, SP 02.085

X

吸气触发 inspiratory trigger 05.065

吸气努力 inspiratory effort 04.345

吸气时间 inspiratory time 05.061

吸气相气道正压[通气] inspiratory positive airway pressure, IPAP 05.040

吸气压力上升时间 inspiratory pressure rise time 05.062

习得性阻睡联想 learned sleep-preventing association 04.011

习惯性打鼾 habitual snoring 04.075

习惯性浅睡者 habitual light sleeper 04.018

K-α系列波 K-α series 04.217

下鼻甲外移固定术 lateral displacement and fixation of inferior turbinate 05.127

下颌 mandible, lower jaw 02.094

下颌定位 mandibular reposition 05.087

下颌高陡 steep mandibule 04.089

下颌后缩 retrognathia, mandibular retrognathism 04.086

*下颌[后缩]畸形 micrognathia 04.491

*下颌平面过陡 steep mandibule 04.089

下颌平面角 mandibular plane to Frankfort Horizontal plane, MP-FH 04.505

下颌前伸度 degree of mandibular advancement 05.088

下颌前移器 mandibular advancement device, MAD 05.083

下颌舌骨肌 mylohyoid muscle 02.122

下颌升支矢状劈开截骨术 sagittal split ramus osteotomy, SSRO 05.109

*下呼吸道 lower airway 02.091

下气道 lower airway 02.091

下气道阻力 lower airway resistance 02.149

下丘脑背内侧核 dorsomedial hypothalamic nucleus, DMH 02.045

*下丘脑[分]泌素 hypocretin 02.167

下丘脑腹内侧核 ventromedial hypothalamic nucleus, VMH 02.046

下丘脑后部 posterior hypothalamus 02.042

下丘脑室旁核 paraventricular hypothalamic nucleus, PVN 02.047

下丘脑外侧区 lateral hypothalamus area, LHA 02.041

下室旁带 subparaventricular zone, SPZ 02.028

*下咽部 hypopharynx 04.499

下咽[部]手术扩张 surgical expansion for hypopharynx 05.136

*下肢不宁综合征 restless leg syndrome, Willis-Ekbom disease 03.084

*下肢不宁综合征生活质量问卷 restless leg syndrome quality of life questionnaire, RLSQoL 04.478

先天性中枢性肺泡低通气 congenital central hypoventilation syndrome 03.034

*先天愚型 Down syndrome 04.481

纤维鼻咽镜 fiber nasopharyngoscope 04.511

*线路滤波 notch filter 04.157

陷波滤波 notch filter 04.157

腺苷 adenosine 02.074

腺苷脱氨酶 adenosine deaminase, ADA 02.075

腺样体 adenoid 02.111

腺样体扁桃体切除术 adenotonsillectomy 05.117

腺样体肥大 adenoid hypertrophy 04.097

腺样体面容 adenoid face 04.098

腺样体切除术 adenoidectomy 05.118

相对湿度 relative humidity 05.164

*相位反应曲线 phase response curve 02.020

*相位提前 phase advance 02.019

*相位延迟 phase delay 02.018

向心性肥胖　central obesity　04.085

消化系统监测技术　gastrointestinal monitoring technique　04.404

*小发作变异型癫痫　Lennox-Gastaut syndrome，LGS　03.109

小颌畸形缺陷　mandibular micrognathia deformity　04.087

小颌畸形　micrognathia　04.491

小清蛋白　parvalbumin，PV　02.086

24小时时相导引方案　entrained 24-hour protocol　05.026

心电伪迹　electrocardiogram artifact　04.265

心肺感受器反射　cardiopulmonary receptor reflex　02.154

心肺功能稳态　cardiopulmonary homeostasis　02.155

心肺耦合　cardiopulmonary coupling　02.159

心肺耦合分析　cardiopulmonary coupling analysis　04.296

心肺相互作用　cardiopulmonary interaction　02.156

心境　mood　02.192

心境低落　decreased mood　04.055

心境紊乱　mood disturbance　04.054

心理生理性失眠　psychophysiological insomnia　03.002

心理治疗　psychotherapy　02.211

心率变异性　heart rate variability，HRV　04.297

心脏电活动稳定性　cardiac electrical stability　02.152

[信号]采样速率　sampling rate　04.167

[信号]持续时间　duration　04.184

[信号]带宽　band width　04.166

*信号记录带宽　band width　04.166

[信号记录]敏感度　digital sensitivity　04.162

[信号]频率　frequency　04.183

信号失真　signal aliasing　04.275

[信号]衰减　attenuation　04.188

[信号]增益　gain　04.163

行为　behavior　02.196

行为激活　behavioral activation　05.001

行为性觉醒　behavioral arousal　04.307

行为障碍　behavior disorder　04.065

Z形腭咽成形术　Z-palatoplasty　05.123

B型超声　type-B ultrasonic　04.509

Ⅰ型发作性睡病　narcolepsy type 1　03.045

Ⅱ型发作性睡病　narcolepsy type 2　03.046

醒前睡瘫　hypnopompic paralysis　04.038

杏仁核　amygdala　02.031

性格　character　02.199

胸部运动　chest movement　04.127

胸腹矛盾运动　paradoxical thoracoabdominal motion　04.101

胸廓顺应性　chest compliance　02.133

选择性睡眠剥夺　selected sleep deprivation　04.024

血管活性肠肽　vasoactive intestinal polypeptide，VIP　02.087

血浆褪黑素　plasma melatonin　04.431

血流动力学　hemodynamics　02.153

*血清素　serotonin　02.069

血氧饱和度下降　oxygen desaturation　04.357

[血]氧饱和度下降次数　number of oxygen desaturation　04.391

[血]氧饱和度下降指数　oxygen desaturation index，ODI　04.392

血氧监测　oximetry testing　04.288

循环交替模式周期　cyclic alternating pattern cycle　04.310

Y

压电传感器　piezoelectric sensor　04.140

压力滴定睡眠监测　titration sleep study　04.116

压力感受器反射　baroreceptor reflex，baroreflex　02.157

*压力感受性反射　baroreceptor reflex，baroreflex　02.157

*压力切换　pressure cycling　05.064

压力支持通气　pressure-support ventilation，PSV　05.039

压力转换　pressure cycling　05.064

粭蜡　wax bite　05.091

牙颌形态　dentofacial morphology，orofacial morphology　02.100

亚日节律　infradian rhythm　02.021

延时升压时间　ramp time　05.059

*严重睡眠惯性　sleep drunkenness　04.040

眼电图　electrooculogram　04.218

咽　pharynx　02.097

*咽扁桃体　adenoid　02.111

*咽扁桃体增生　adenoid hypertrophy　04.097

咽成形术　pharyngoplasty，pharyngeal surgery　05.120

咽扩张肌　pharyngeal dilator muscle　02.114

[咽]临界闭合压　pharyngeal critical pressure　02.135

原发性下颌[骨]发育不全 primary mandibular deficiency 04.490

原发性夜磨牙症 primary sleep related bruxism 03.090

原发性中枢性睡眠呼吸暂停 primary central sleep apnea，idiopathic central sleep apnea 03.025

远程睡眠监测 remote sleep monitoring 04.279

约翰斯·霍普金斯不宁腿严重程度量表 Johns Hopkins restless leg severity scale，JHRLSS 04.477

*约翰斯·霍普金斯下肢不宁严重程度量表 Johns Hopkins restless leg severity scale，JHRLSS 04.477

阅读眼动 reading eye movement 04.221

运动相关觉醒 movement arousal 04.306

Z

早产儿原发性中枢性睡眠呼吸暂停 primary central sleep apnea of prematurity 03.031

*早段失眠 difficulty initiating sleep 04.002

早发型儿童枕叶癫痫 early-onset childhood occipital epilepsy 03.105

*早起型生物节律 morning chronotype 02.016

早醒 early morning awakening 04.003

噪声 noise 05.155

躁狂 mania 04.063

*增殖体 adenoid 02.111

眨眼 eye blink 04.220

詹金斯睡眠量表 Jenkins sleep scale，JSS 04.461

帧 epoch 04.176

诊断性睡眠监测 diagnostic sleep study 04.115

震动 vibration 05.169

正畸扩弓 orthodontic expansion 05.094

正念 mindfulness 05.008

正念干预 mindfulness-based intervention 05.009

正念减压治疗 mindfulness-based stress reduction，MBSR 05.010

正中矢状平面 mid-sagittal plane 04.504

知觉 perception 02.184

知觉扭曲 perceptual distortion 02.185

肢端肥大症 acromegaly 04.484

*脂肪 adipose tissue 02.126

脂肪细胞 adipocyte 02.127

脂肪细胞因子 adipocytokine 02.172

脂肪增多 adiposity 04.083

脂肪组织 adipose tissue 02.126

*脂连蛋白 adiponectin 02.173

脂联素 adiponectin 02.173

直流放大器 direct current amplifier 04.152

治疗所致睡眠磨牙症 treatment-induced sleep related bruxism 03.092

*治疗所致夜间磨牙症 treatment-induced sleep related bruxism 03.092

治疗所致中枢性睡眠呼吸暂停 treatment-related central sleep apnea，therapy associated central sleep apnea 04.337

治疗相关中枢性睡眠呼吸暂停 treatment-emergent central sleep apnea 03.032

致死性家族性失眠 fatal familial insomnia，FFI 03.099

智能型气道正压通气 smart positive airway pressure 05.037

中鼻道双侧鼻窦对称开放术 symmetrical bilateral ethmoidectomy and maxillary sinus surgery 05.134

中鼻甲内移固定术 medial displacement and fixation of middle turbinate 05.128

中缝核 raphe nucleus 02.058

中枢兴奋剂 stimulant 05.152

中枢兴奋类药物 central nervous system stimulant 05.151

中枢性低通气次数 number of central hypopnea 04.386

中枢性呼吸暂停次数 number of central apnea 04.379

中枢性呼吸暂停低通气指数 central apnea-hypopnea index 04.383

中枢性嗜睡 central disorder of hypersomnolence 01.016

中枢性[睡眠]低通气 central sleep hypopnea 04.340

中枢性睡眠呼吸暂停 central sleep apnea 04.336

中枢性睡眠呼吸暂停综合征 central sleep apnea syndrome，CSAS 03.024

中心外和家庭睡眠监测 out of centre and home sleep testing 04.276

*中心性肥胖 central obesity 04.085

中央生物钟 central circadian clock，master clock 02.002

肿瘤坏死因子-α tumor necrosis factor-α，TNF-α 02.081

周期 cycle 04.181

周期性呼吸 periodic breathing 04.349

SCPC-BZBDZI11-0040)

ISBN 978-7-03-072394-9

9 787030 723949 >

定价：98.00 元